这本书能让你 修订版
软化血管
畅通心血管,远离冠心病

余瀛鳌　采　薇◎主编

中国轻工业出版社

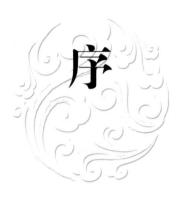

序

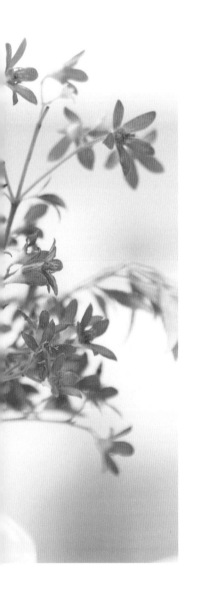

畅通心血管，远离冠心病

　　冠心病是一种常见的中老年疾病，多由动脉硬化引起。在我们的日常生活中，由于不良生活方式的诱导，我们的血管从光滑、富有弹性逐渐变得粗糙、硬化。软化血管没有特效药，只有从根本上改善生活方式，才有可能恢复血管健康。对于冠心病，除了科学用药以外，情绪管理、饮食调理、起居调整、合理运动等都要同时配套起来，光靠一个方面的改善远远不够，只有把生活各方面的不良因素消除，才能真正有效地预防心绞痛、心肌梗死、心衰等恶性并发症的发生。

　　这本书正是专门为冠心病患者整理编写的生活方式全指导，从心理调节、饮食调理、起居调整、科学用药、合理运动、中医保健等6大方面入手，涵盖了日常生活应注意的各项内容，适合所有冠心病患者阅读，那些医生诊疗时没有时间跟您详细交代的问题，这本书都将为您一一道来。

　　冠心病是危害健康、危及生命的重病，哪怕是刚发现了冠心病的苗头，也要引起高度的重视。事实证明，在专业医生的指导下，只要有足够的信心，同时贯彻积极的调理，完全可以改善冠心病。

　　本书在第1版的基础上进行了相应修订，希望能为冠心病患者带来真正实用的改变，也希望大家能够从现在做起、从生活中的一点一滴做起，为了自己的健康，过好人生中的每一天。

编者

2018年12月

目录

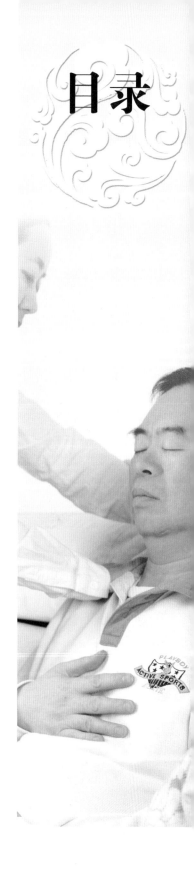

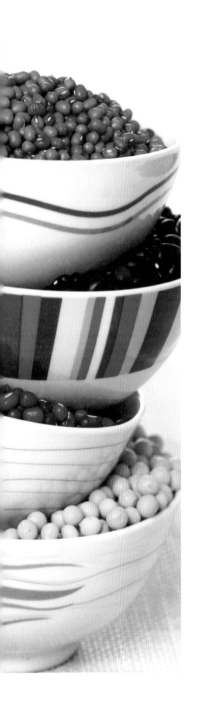

第二章
吃对每餐食物，帮助血管扫清障碍

第三章
留意生活起居中的养心学问

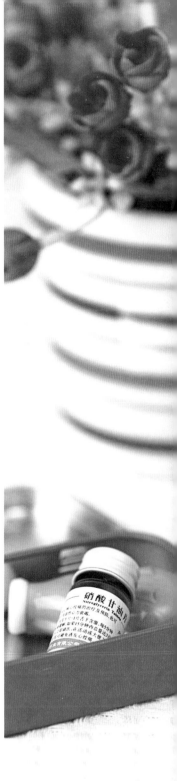

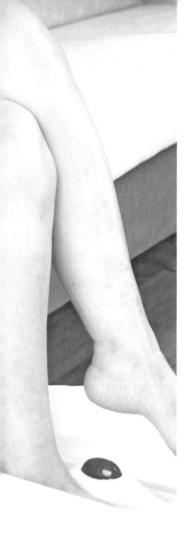

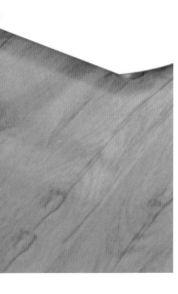

第四章

科学用药是治疗冠心病的基石

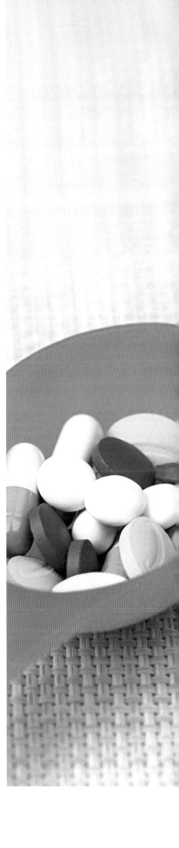

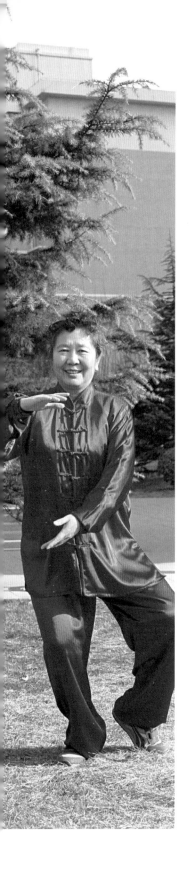

附录

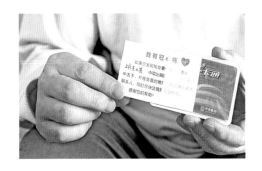

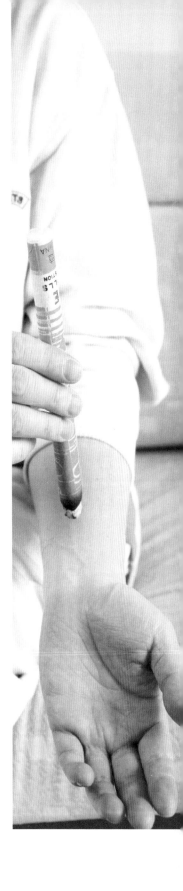

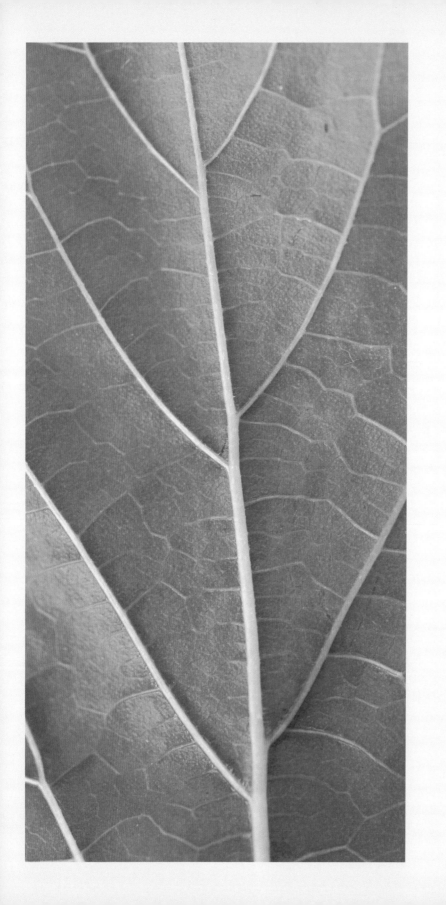

扩张血管不难，难在软化血管

冠心病是一种慢性、老化性疾病

血管硬化、血脉瘀阻是其发病的根本原因

通过药物、手术可以起到快速扩张血管的作用

但并不能阻挡血管硬化的脚步

了解病因、症状等基本常识

积极防控、改善生活方式

软化血管才有可能

冠状动脉究竟是怎样硬化的

认清冠心病

冠心病是一种常见的心血管疾病。它是"冠状动脉粥样硬化性心脏病"的简称，是因冠状动脉粥样硬化使血管腔狭窄或阻塞，导致心肌缺血、缺氧或坏死而引起的心脏病。

人体各组织器官要维持其正常的生命活动，需要心脏不停地搏动以保证血运。而心脏作为一个泵血的肌性动力器官，本身也需要足够的营养和能源，供给心脏营养的血管系统，就是冠状动脉和静脉，也称冠脉循环。冠状动脉起于主动脉根部，分左右两支，呈网状覆盖在心脏表面。

正常的动脉血管壁光滑、坚韧而富有弹性，血液在其中流动很通畅，但如果血液中的胆固醇等慢慢堆积在血管壁，逐渐扩大融合成片，并向血管腔内凸出，形成斑块，就会使血管壁变厚、变硬、变糙，血管逐渐狭窄或被堵塞，心绞痛、心肌梗死等危险就容易发生。

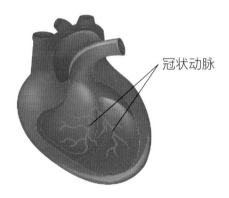

冠状动脉

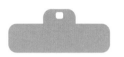

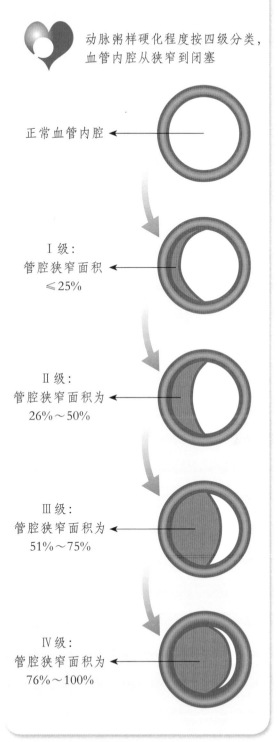

动脉粥样硬化程度按四级分类，血管内腔从狭窄到闭塞

正常血管内腔 ←

Ⅰ级：
管腔狭窄面积
≤25%

Ⅱ级：
管腔狭窄面积为
26%～50%

Ⅲ级：
管腔狭窄面积为
51%～75%

Ⅳ级：
管腔狭窄面积为
76%～100%

　　由于堆积在血管内壁的斑块形态像黄色的酱粥一样，所以，医学上将血管的这种变化称为"动脉粥样硬化"。如果粥样硬化发生在冠状动脉，就叫"冠状动脉粥样硬化"。

　　冠状动脉发生粥样硬化是否即发生冠心病，一定程度上取决于动脉硬化造成血管腔狭窄的程度。病理学上常根据狭窄最严重部位的横断面，采用四级分类法（见右图）。

　　一般Ⅰ～Ⅱ级粥样硬化并不会引起明显的冠状动脉血流量减少，除冠状动脉痉挛外，对冠心病发病并无直接影响。因此，虽然有冠状动脉硬化，但临床常常没有冠心病的表现，或虽有"冠心病表现"，但不一定是冠心病所致。而Ⅲ级以上管腔狭窄者，则与冠心病的发生有直接关系。

冠心病的发生与哪些因素有关

冠心病是导致老年人死亡的主要原因之一，但现今该病也有日益年轻化的趋势。冠心病的发生与很多因素有关，其中最重要的是"三高"等疾病以及吸烟等不良生活方式，下面我们来逐一梳理，看看这些因素是否与你有关。

1 高脂血症

高脂血症是与冠心病关系最为密切的疾病。血中脂肪量过高，容易沉积在血管内壁形成斑块，造成血管腔狭窄、硬化。血脂异常包括总胆固醇水平升高、低密度脂蛋白胆固醇水平升高、高密度脂蛋白胆固醇水平降低和高甘油三酯血症。

2 高血压

高血压也与冠心病的发生有直接关系。高压血流长期冲击动脉壁，容易引起动脉血管壁的损伤，造成动脉内壁的脂质容易在动脉壁沉积，形成脂肪斑块，并造成动脉硬化和狭窄。血压不控制，心肌梗死、脑卒中的发生率都会大大增加。

3 糖尿病

糖尿病患者的脂肪代谢水平低，血液在运送脂蛋白的过程中，脂肪容易沉积在血管内壁形成脂肪斑块。糖尿病可加速动脉硬化闭塞的进程，同时有糖尿病性微血管病变，会使病情更复杂。

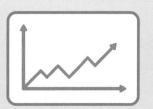

代谢综合征是多种代谢成分异常聚集的病理状态，包括腹部肥胖或超重、导致动脉粥样硬化的血脂异常、高血压、糖尿病（或糖耐量异常）。有些标准中还包括微量白蛋白尿、高尿酸血症等。代谢成分聚集出现在同一个体中，使患心血管病的风险大为增加。

4 肥胖

肥胖者心脏负荷较重，血脂异常的概率也较高，因而增加了动脉硬化的风险。肥胖易促发高血压、糖尿病、高脂血症的发生、发展，对冠心病有间接影响。

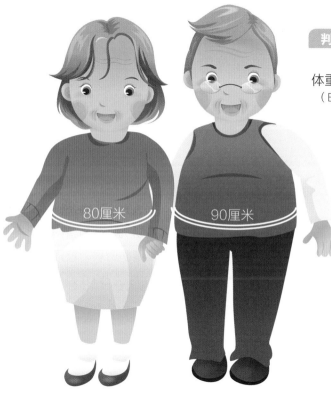

80厘米

90厘米

判断方法 ①

标准体重 ＝ 身高 － 105
（kg）　　（cm）

超过标准体重20%即为超重。

判断方法 ②

$$体重指数（BMI） = \frac{体重（kg）}{身高（m）^2}$$

体重指数＞24即为超重。

判断方法 ③

还有一个重要指标就是腰围。我国男性腰围≥90cm，女性腰围≥80cm，即为腹部肥胖，或称为"中心性肥胖"，这种体型又被称为"心脏病体型"，是需要特别注意的。

5 年龄增长

随着年龄增长，血管也日渐老化。所以，冠心病也可以说是一种人体老化性疾病。其规律通常是在青年时期发生，至中老年时期加重、发病。一般男性在45岁以上，女性在50岁以上，尤其有肥胖、"三高"等代谢综合征者，其冠心病的发病率更是大大提高。

6 吸烟

吸烟是动脉硬化及冠心病的主要危险因素之一。烟中的一氧化碳会损伤动脉内壁，造成血管壁内皮细胞缺氧，导致动脉硬化。烟中的尼古丁可使高密度脂蛋白减少，低密度脂蛋白增加，引起血小板堆积形成脂肪斑块，从而加重动脉硬化。同时，抽烟还会引起冠状动脉收缩痉挛，减少血流量。

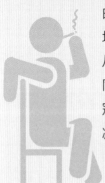

7 缺少运动

如果是从事体力活动少、脑力劳动多的工作，平时又缺乏体育锻炼，患上冠心病的可能性就比从事体力劳动多的工作者要大。缺少运动、心脏不健康者，冠心病发作的机会比经常运动者高出2倍。

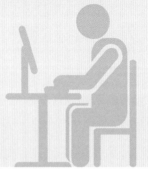

8 压力过大，紧张

现代社会节奏快、竞争强、压力大，都市上班族们往往长期处于一种紧张劳累的状态，使冠心病的发病年龄日益提前，争强好胜的各行业精英们多是冠心病的后备军。

压力过大、神经紧绷，会增加肾上腺素的分泌，继而引起血压升高、心跳加快，伤害动脉血管内壁。IT工作者、医生、飞行员、司机、新闻工作者等，其冠心病的发病率高于其他行业人员。

9 不良情绪

冠心病与心理状况密切相关。中医认为，心藏神，心、神是合一的，一方面出了问题，对另一方面会有重大影响。如果长期有愤怒、悲伤、抑郁、苦闷、焦虑等负面情绪，经常唉声叹气，对血管也有很大的危害，与乐观豁达的人相比，这样的人冠心病的发生率明显偏高。因此，冠心病也可以说是一种"心身疾病"。

10 不良饮食习惯

高盐、高油、高糖、吃肉过多、大量饮酒等不良饮食习惯对血管的健康非常不利，不仅是造成肥胖、高血压、高脂血症、糖尿病的重要因素，也是冠心病发生、发展的一大诱因。饮食习惯多是从小逐渐养成，不易改变，所以，这也是冠心病防治的重点和难点。

11 冠心病家族史

遗传基因的作用不可小视，有冠心病家族史的人，会在比较年轻时就可能发生高血压、高脂血症、肥胖及动脉硬化，随着年龄增加，发病率明显高于普通人，而且病情发展相对迅速。

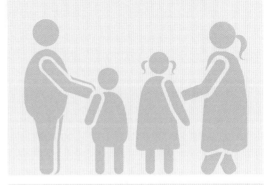

12 性别差异

冠心病发病以男性多见，男女比例约为2：1，男性心肌梗死的发生率也明显高于女性。但女性在绝经后冠心病的发病率显著上升。研究发现，雌激素有降低血脂、抑制动脉粥样硬化的作用，因此男性发病多于女性，发病年龄也早于女性。而女性在绝经后要特别关注血管及心脏的健康，及早预防。

13 环境差异

寒冷、潮湿的环境容易诱发冠心病，所以，我国东北地区的发病率较高，而且每到冬天发病率会急剧升高。

此外，近年研究发现，长期在空气污染较为严重的环境中生活，会导致动脉壁变厚、变硬，形成动脉硬化，从而增大心血管疾病的发生率。

冠心病到底会带来什么危害

不可忽视的致命并发症

冠心病是威胁中老年人的第一大"杀手"，且低龄化趋势日趋明显，已经成为危害老中青三代的大病。

冠心病主要并发症为心绞痛、心肌梗死、心律失常、心脏扩大和心力衰竭等，这几种病症可以互为因果而同时存在，严重时可能发生猝死，这也是冠心病导致死亡的主要形式。

有些人在患病之初，并无任何自觉症状，仅在体检做心电图时才发现心肌有供血不足的表现。此时患者往往不愿就医，认为没有大碍。其实这时已经患了冠心病，只是由于心肌有较好的侧支循环，使心肌供血减少的症状不明显。如果进一步发展，可能发生心绞痛。在某种应激状态下，比如着急、生气和剧烈运动时，血管上的粥样斑块就有可能被挤破，迅速形成血栓，可突然堵死动脉血管。心肌缺血早期即可诱发恶性心律失常，严重时会发生心肌梗死或猝死。

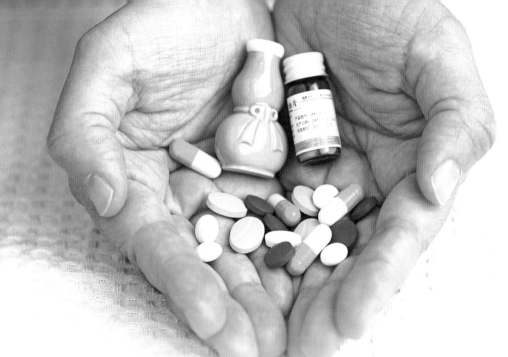

心绞痛是由于冠状动脉粥样硬化狭窄导致冠状动脉供血不足，心肌暂时缺血缺氧，引起以心前区疼痛为主要临床表现的综合征。这是最重要的一种并发症。

心绞痛

因为心肌缺血而导致各种心律失常，如反复出现心律不齐、不明原因的心动过速或过缓。严重者可突然发作心室颤动而致猝死，也可持续累及心脏而衰竭。

心脏扩大
心力衰竭 ← **冠心病** → **心律失常**

由于心肌缺血、坏死而引起心肌收缩功能障碍，甚至肌纤维断裂，从而不能将静脉回心血量充分排出心脏，导致静脉系统血液瘀积，严重者还会出现肺瘀血、心衰、心源性水肿、休克等情况。

心肌梗死

在冠状动脉粥样硬化狭窄的基础上，由于某些诱因致使冠状动脉粥样斑块破裂，血管中的血小板在破裂的斑块表面聚集，形成血栓，突然阻塞冠状动脉管腔，导致心肌缺血坏死。同时，可并发心律失常、休克或心力衰竭，常可危及生命。

全面认识冠心病的常见症状

即便是没有出现致命性并发症，冠心病患者平日也经常会出现气短、胸闷、憋气、心悸、胸痛、眩晕、出汗等症状，并常兼患高血压、高脂血症、糖尿病等代谢障碍性疾病。此外，下肢动脉硬化、腿肿、反复口腔溃疡、心慌失眠等常常如影随形，给冠心病患者增添了很多痛苦。

主要症状

气短、胸闷、憋气

患者常感到空气不够用或呼吸困难。活动时加重，休息时减轻。平卧时加重，坐位时减轻。还会出现疲乏、无力、不想动或嗜睡等症状，有时会有咳嗽、咳痰。

心悸、胸痛、心绞痛

在嘈杂环境及饱餐、寒冷、精神刺激、性生活、排便等情况下，出现心慌、胸痛不适、气急、胸闷的症状。劳累及精神紧张时出现胸骨后或心前区闷痛，或紧缩样疼痛，并向颈颌、左肩、左上臂、后背、胃部放射，有时有头痛、牙痛、背痛等，症状可持续3~5分钟，常伴有眩晕、气促、出汗、寒颤、恶心及昏厥等症状。休息后可自行缓解。但严重者可能发生心绞痛，甚至心肌梗死。

腿肿

当心脏发生右心室衰竭时，静脉血液回流不顺畅，引起静脉内压力升高，体液渗出血管外的组织间隙，引起浮肿。右心衰水肿最早出现于脚踝内侧，其状况由心衰程度决定，轻度的水肿在活动后明显，休息后减轻或消失，严重的会向上发展到全身水肿。

常见的伴随症状

四肢凉麻

动脉硬化一般是全身性的，当冠状动脉硬化的同时，肢体动脉硬化常会伴随发生，导致肢体末端的血液循环障碍。所以，冠心病患者也常伴有手足冰凉、麻木、酸懒、疼痛等感觉，甚至出现跛行状况，晚期还可发生下肢动脉硬化闭塞症，导致肢端溃疡和坏疽。

脑功能衰退

冠心病患者一来血脉不通，二来全身血管均有硬化现象，所以，常会因脑动脉或颈动脉硬化造成脑缺血、脑萎缩，早期有神经衰弱、头晕头痛、耳鸣、嗜睡、记忆力减退、易疲劳、情感异常（情绪易激动，缺乏自制力，随着病情的加重，会逐渐变得表情淡漠，对周围事物缺乏兴趣）、判断力下降等表现。中后期时可出现认知障碍、步态僵硬或步态不稳、痴呆、失语、肢体偏瘫等。

夜尿多

肾动脉血管比较脆弱，冠心病患者常伴有肾动脉粥样硬化的问题，容易引起单侧或双侧肾动脉狭窄、血栓形成和肾脏缺血，导致夜尿多、顽固性高血压，严重者可造成肾功能不全、肾萎缩、尿毒症等。

口腔问题

中医认为，舌为心之苗，临床研究也发现，冠心病往往与口腔疾病相关联，如反复发作的口腔溃疡、舌溃疡、扁平苔癣等，都是冠心病患者比较多见的合并症。而由于冠心病没有好转，这些口腔问题也很难彻底治愈，给患者带来进食等方面的困扰。

怎样才能让冠状动脉重新变软

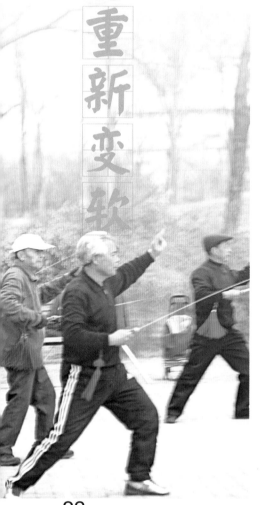

冠心病调理总原则

如果已经发生了冠状动脉硬化的情况，是否情况只能越来越糟，将来的发展前景只能是放支架或做心脏搭桥手术呢？

其实，支架或搭桥等手术治疗，能起到的作用只是扩张血管、疏通堵塞的血流通道，或建立新的血运通道，而不能使血管重新变软，无法真正改善血管的硬化状态。往往是这个地方通了，其他地方又堵了。所以，依靠手术，救急的作用更明显，而要想全面改善血管状态，还要从配合医生进行药物治疗和全面改善生活方式入手。

冠状动脉粥样硬化是可以预防、抑制，甚至是可以逆转的，其基本原则就是"早发现、早治疗、降三高、减体重、调饮食、畅心胸、勤活动"。

远离这些发病诱因

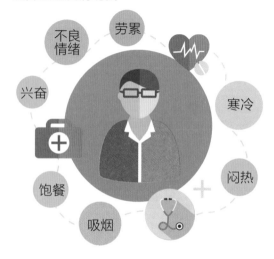

不良情绪　劳累　兴奋　寒冷　饱餐　闷热　吸烟

"不心塞"的生活

冠心病的发生或突发急症等，都与日常生活有着非常紧密的关系，往往平时不易察觉，而一旦发作就让人猝不及防。如寒冷刺激、失眠、过度疲劳或情绪波动，甚至只是突遭雨淋、一次豪饮、一次熬夜加班，都可能成为发病的导火索。在猝死患者中，90%存在冠状动脉病变，由此推断，大多数猝死者很可能与冠心病突然发作有关。

不能因为已经在药物治疗，就放任生活中不健康的因素存在，不注意这些生活中的细节，往往会抵消药物的作用。所以，认真检查一下自己的生活方式，看看"不心塞"的生活应该是什么样的。

有不适去医院，早防早治

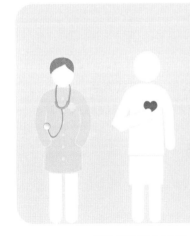

要做生活中的有心人，爱护自己的身体。当身体出现一些不适，应及时去医院检查、治疗和调理。许多人非常关爱家人，对自己的身体却不在意，有不适也硬扛，反正不想去医院，可真等病重了再治就没那么容易了。

心情舒畅

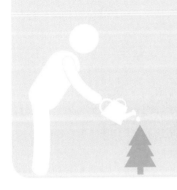

心情舒畅的人气血通畅，血脉不易瘀阻。如果整天忧愁烦闷、心情不好，则会郁结在心，气血凝滞。若不能及时得到排解，久而久之，不通则痛。所以，远离精神刺激、保持心情舒畅，是防治冠心病的第一要义。

控制体重，严防三高

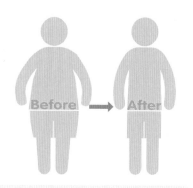

高血压、高血脂、高血糖、肥胖是心脑血管疾病的高危因素。所以，适当控制体重，降低血压、血脂、血糖，是血管恢复活力的重要环节。

平衡营养，定时定量

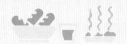

在日常饮食中，遵循低盐、低脂、低糖原则，调味宜清淡，减少胆固醇的摄入。多吃粗粮、蔬菜、水果、豆制品，少吃油腻的肉食、动物内脏等。每餐定时定量，不暴饮暴食。

戒烟，限酒

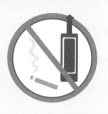

吸烟对冠心病有百害而无一利，冠心病患者要彻底戒烟，没商量。少量饮酒有一定的活血通脉作用，而大量饮酒则有突发心脑血管意外的可能，因此，对于饮酒应该严格限量。

工作、休息两不误

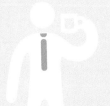

对于工作和生活一定要劳逸结合、合理安排，工作时间不要排得太满、太紧凑，避免长时间疲劳和精神紧张，要确保每天有足够的休息和放松时间，不让身体超负荷运转。

睡眠充足，不熬夜

要保证每天有6个小时以上的睡眠时间，晚上在11点之前上床睡觉。彻夜加班的情况尽量避免，长期夜班、黑白颠倒的生活最好也不要太长。按时入睡、保证每天的睡眠时间和质量，是养心的一大法宝。

每晚泡脚

每晚睡觉前用温水泡脚，既有助于扩张血管、改善血液循环，又可温阳御寒，对促进睡眠很有好处。

适量运动

勤于运动可加速血液流通。运动则阳气生、血脉通，或能延缓动脉粥样硬化的进展。如果是久坐的工作，每工作1小时，就起来活动活动。天气温暖的时候，多去户外边晒太阳边运动，效果更好。但运动不能过度，"少而勤"是重要原则。

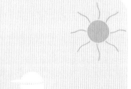

避寒保暖

血管也遵循热胀冷缩的规律，寒冷会使血管收缩，易导致血脉瘀阻，而血管在温暖的环境下容易扩张、保持血液畅通。冬天心绞痛、心肌梗死容易发作，所以要做好避寒保暖的工作。

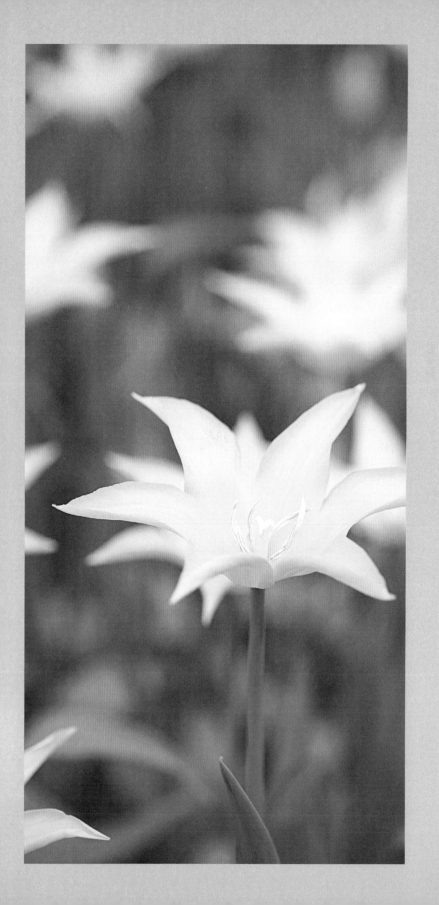

第一章

放下心中的包袱，为心脏减负

冠心病是一种心身疾病

其发生、发展均与抑郁、焦虑等心理问题存在紧密的联系

"心藏神"，心、神是合一的

一旦神出了问题，不得安宁，心当然也不会好过

神定则心安，精神因素不解决，心病也难治

所以，从日常养护上来看

应该把疏解心理问题放在养心的第一位

性格和情绪，潜伏在心里的隐形压力

性格对冠心病的影响

性格是一种复杂的心理因素。研究表明，A型性格者，原发性高血压和冠心病等心血管疾病的发生率明显高于B型性格者。所以，A型性格又被称为"心脏病性格"。

A型性格特征

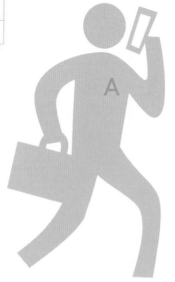

性情急躁，缺乏耐心，不善克制。

固执，争强好胜。

有强烈的时间紧迫感，匆匆忙忙，言语、动作的节奏快。

喜欢过分争先，苛求自己，不满足，有强烈的进取心，竞争性强，敢闯能拼。

不知道休息和照料自己，不会享受生活乐趣，即使休息也难以松弛下来。

由于A型性格者长期处于中度的焦虑状态，其行为模式使心理和生理上源源不断地产生紧张和高压，积累到一定程度，心力交瘁，使心血管不堪重负。

B型性格特征

从容不迫，慢条斯理，不慌不忙。

耐心容忍，待人友善，能自己宽慰自己，消除各种烦恼。

不争强好斗，没有竞争的压力，不爱表现自己，不设立很高的目标。

会安排作息，充分享受娱乐和休闲时光，放松时不感到愧疚，拿得起放得下。

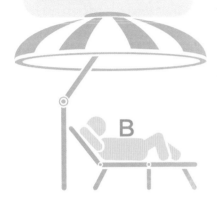

性格自测表

☐ 你说话时会刻意加重关键字的语气吗？
☐ 你吃饭和走路时都很急促吗？
☐ 你认为孩子自幼就该养成与人竞争的习惯吗？
☐ 当别人慢条斯理做事时你会感到不耐烦吗？
☐ 当别人向你解说事情时你会催他赶快说完吗？
☐ 在路上挤车或餐馆排队时你会被激怒吗？
☐ 聆听别人谈话时你会一直想你自己的问题吗？
☐ 你会一边吃饭一边写笔记或一边开车一边打电话吗？
☐ 你会在休假之前赶完预定的一切工作吗？
☐ 与别人闲谈时你总是提到自己关心的事吗？
☐ 让你停下工作休息一会儿时你会觉得浪费时间吗？
☐ 你是否觉得全心投入工作而无暇欣赏周围的美景？
☐ 你是否觉得宁可务实而不愿从事创新或改革的事？
☐ 你是否尝试在有限的时间内做出更多的事？
☐ 与别人有约时你是否绝对守时？
☐ 表达意见时你是否握紧拳头以加强语气？
☐ 你是否有信心再提升你的工作绩效？
☐ 你是否觉得有些事等着你立刻去完成？
☐ 你是否觉得对自己的工作效率一直不满意？
☐ 你是否觉得与人竞争时非赢不可？
☐ 你是否经常打断别人的话？
☐ 看见别人迟到时你是否会生气？
☐ 用餐时你是否一吃完就立刻离席？
☐ 你是否经常有匆匆忙忙的感觉？
☐ 你是否对自己近来的表现不满意？

如果以上问题你有13个以上打对勾，那么你就有A型性格倾向，对勾越多，倾向越明显。

12个对勾以下的则偏向B型性格。

A型性格和B型性格各有优势，本没有好坏之分。但如果你是冠心病的高危人群或已经得了冠心病，那就要注意改改性子，多向B型人靠拢吧！

最怕"心有千千结"

冠心病在一定程度上是一种心身疾病，也就是说，由人的心理因素而引起或加重的身体不适反应。

"我心深深处，中有千千结"。作为歌词，它是唯美的，但发生在生活中，它就是致病的根源。在日常生活中，遭遇不公或不顺心的事、事业发展不如意、婚姻及家庭不幸福、遭遇心理创伤等，都是造成心理失衡的原因。不少人都是之前有过不愉快的经历，本身性格又比较内向，或者自觉不内向，平时也喜欢和别人倾诉，但无意之中总是回避他最在意的，或者说最初引起他问题的那件事情，最终成了一个解不开的疙瘩。心里不痛快，心结没解开，积蓄时间久了，最终就会以身体不适作为突破口表现出来。伴随着这些忧思恼怒、苦闷抑郁而来的，往往是全身各处的疼痛不适，如头痛、胸痛、后背痛、心绞痛。所以说，冠心病患者常常既有生理问题，又有心理问题。二者互相影响，恶性循环。

中医也认为，情志问题是很多疾病的发病诱因。对于冠心病来说，过度忧思恼怒、情志不遂会伤肝又伤心，导致气滞血瘀、气血不畅，引起心前区疼痛。

对于这样的患者，单一的活血通络药物可能起不到很好的作用，必须通过心理疏导，真正地解开心结，才能控制好病情。"心病还需心药医"，就是这个道理。

心身疾病，又称精神生理反应，就是以躯体疾病或以躯体原因为发病的起因，但由于病人具有一定的性格缺陷，在发病后，引起以焦虑、忧郁为主的强烈的精神心理因素作用，促使原有症状恶化和复杂化，造成恶性循环，久久不愈，而经过以精神治疗为主，辅以躯体治疗后，可获得缓解或好转的疾病。简言之，心身疾患就是那些主要受心理精神因素影响的躯体疾病。

情绪波动带来心脏危机

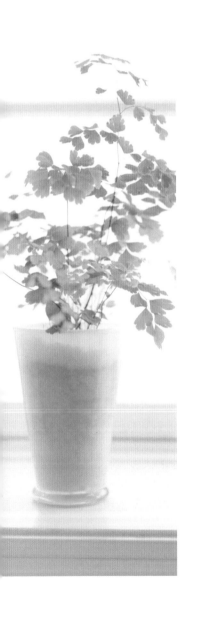

除了情绪郁结会加重动脉硬化之外，情绪的起伏波动也会给心脏带来很大的负担，尤其是过激情绪，容易造成心绞痛发作，也是猝死的常见原因。研究表明，老年期冠心病患者约51%存在抑郁情绪，70%存在焦虑情绪障碍，其中15%存在重度焦虑，致死性血管事件与惊恐、焦虑发作密切相关。同时，情绪波动大的冠心病患者，要比遇事冷静的发生心血管急症的风险增大5～7倍。

过激情绪包括大喜、大悲、暴怒、焦虑、烦躁、抑郁、紧张、惊恐、憎恨、失望等。人在情绪不佳或受到刺激时，生理会产生应激反应，交感神经易处于亢奋状态，引起冠脉血管收缩和心率加快，血压升高，导致心肌耗氧量增加，如供氧量又不足，就会诱发心血管急症。

中医认为，心主血脉而藏神，具有主宰五脏六腑、一切生理活动和精神意识思维活动的功能。心血充足则神志清明，神宁则心安，而如果出现喜、怒、忧、思、悲、恐、惊等"七情"过度的状况，就会发生气血失调、神志散乱、心神不宁，心悸、心痛、失眠等异常现象。只有让自己冷静、镇静、平静，才能平心、顺气、定神、安体。

由此可见，不论从中医角度还是西医角度看，冠心病患者都要注意调控自己的情绪，这是自我保护的一个关键。

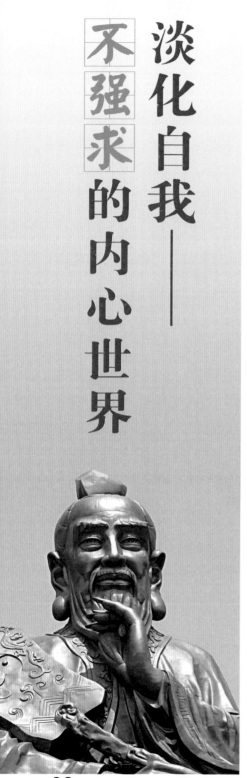

淡化自我——不强求的内心世界

不要处处与人争个高低

在A型性格者的心中，人生就是一场竞赛，处处皆赛场。竞争让他们兴奋，输赢是最在意的结果，赢了欢天喜地，输了垂头丧气。

想想看，从儿童时期开始，就不能输在起跑线上；上学后就比学习成绩；到了成年，比外貌、比吃穿、比资历、比财富、比地位、比工作、比家庭；到老了还要比身体、比儿孙。一辈子都在竞争中，哪还有轻松的时刻！

更可怕的是，为了赢得竞争，就加入了"斗"。处心积虑，争权夺利，欲壑难填，一旦索求不得，又难以释怀，伤心又伤身。

对于争强好胜的人，建议去看看老子的《道德经》，认真理解一下"不争""无为"的理念。"不争"是一种修为，就是不要那么看重最后的结果，不要和人比较，不要看输赢，不要重得失。"无为"就是要顺应自然规律，不要强求，不要妄为。

"争"是小聪明，"不争"是大智慧。把后面这些话当成座右铭，时时看一看，想一想，念一念，对解除精神压力、改善心理状态很有好处。

智者箴言

　　名与身孰亲?身与货孰多?得与亡孰病?甚爱必大费, 多藏必厚亡, 故知足不辱, 知止不殆, 可以长久。——《道德经》

　　(名望与生命相比哪一样比较重要? 生命与财物相比哪一个比较重要? 得到名利与失去生命相比哪一样的结果比较坏? 越是喜爱的东西, 想获得它就必须付出越多; 珍贵的东西收藏得越多, 在失去的时候会越难过。所以, 知足的人不会受到屈辱, 适可而止的人不会招致危险, 生活得更长久。)

　　夫唯不争, 故天下莫能与之争。——《道德经》

　　(正因为不与人相争, 世上也就没有人能和他相争)

　　怪当今居世之士……但竞逐荣势, 企踵权豪, 孜孜汲汲, 惟名利是务, 崇饰其末, 忽弃其本, 华其外而悴其内。皮之不存, 毛将安附焉? ——《伤寒论》

　　(奇怪的是现在的人只是争相追求荣华权势, 仰慕权贵豪门, 迫不及待地一味追求名利地位, 重视名利那个末节, 而轻弃身体这个根本, 使自己的外表华美, 内在却衰败。皮不存在了, 毛将附在哪里呢?)

　　但行好事, 莫问前程。——《增广贤文》

　　(要多做有益的事, 而不要去考虑以后会怎样。)

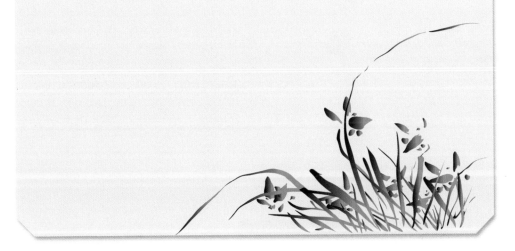

向林则徐前辈学习制怒

发怒是人的自然本能，而制怒却是后天修炼的结果，不是人人都能做到的。

在这一点上，我们不妨学学清朝名臣林则徐。林则徐是性情刚烈之人，面对官场腐败、内忧外患，他常常情绪波动很大，怒不可遏。后来他知道发怒无济于事，反而给小人制造攻击他的口实。这让他认识到，冷静面对问题，找到应对办法，比发怒重要得多。于是，他在自己的书房中挂了一块"制怒"的条幅，时刻告诫自己发怒无用、快些冷静。

在我们日常生活中，不像林则徐那样有什么大是大非、国家安危的问题，多的是一些生活琐事，为这些事发怒就更不值得了。

制怒需要克制忍耐、冷静公正、善良宽容、体谅他人。尤其是老人，切忌倚老卖老、随意发脾气，更是不宜"生闷气"。当遇到一些不顺心的事情，如果自己在那"生闷气"，就会把"气"闷在心里，最后"气"出冠心病或其他病来。

想到要制怒，又不要闷在心里，那有了气怎么办？当然是把它排解掉。排解怒气的方法有倾诉、转移注意力、内心淡化等。最好的修为是不生气，试试看，其实也没有那么难。

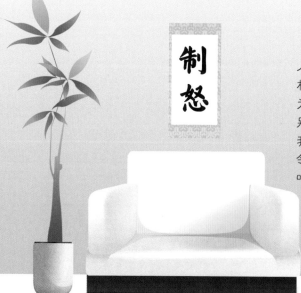

将下面这首打油诗送给爱生气的人。

《莫生气》

人生就像一场戏，因为有缘才相聚。
相扶到老不容易，是否更该去珍惜。
为了小事发脾气，回头想想又何必。
别人生气我不气，气出病来无人替。
我若气死谁如意，况且伤神又费力。
邻居亲朋不要比，儿孙琐事由他去。
吃苦享乐在一起，神仙羡慕好伴侣。

"我"变小了，心就安宁了

养生重在养"心"，特别是冠心病患者，平时要格外注意"养心"，让自己的内心安静。

养心的法宝是"淡化自我，减少欲望，淡泊名利，心底无私"。

不少人习惯以"自我"为中心，认为"我"顶天立地，甚至可以战天斗地，把"自我"看得太重，就容易有太多欲望，陷入功名利禄的泥潭，反而成为金钱、权力的奴隶。在这种心态下，要想内心平和安宁，几乎是不可能的。

只有把"我"放在整个社会和自然界中，知道它的渺小，它的局限，才能打消那些虚妄的念头，抛弃患得患失的心理，摆正自我的位置。

在道家眼中，最高的境界是"无"，与佛家所说的"空"有异曲同工之妙。不论是"无我"，还是"忘我"，都是无欲无求的境界，当"自我"变小的时候，内心就会宽广起来。

也许我们达不到"天人合一，物我两忘"那么高的境界，但至少可以让"我"小一点，再小一点，这样内心也就会变得更宽一点。

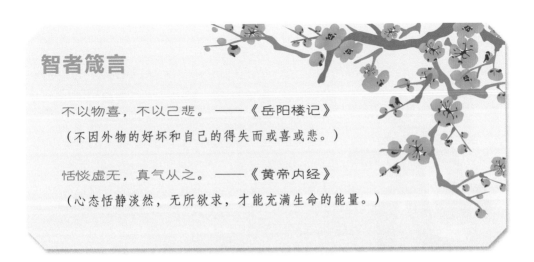

智者箴言

不以物喜，不以己悲。——《岳阳楼记》
（不因外物的好坏和自己的得失而或喜或悲。）

恬惔虚无，真气从之。——《黄帝内经》
（心态恬静淡然，无所欲求，才能充满生命的能量。）

慢活人生——不紧张的生活节奏

调整工作节奏，避免过于紧张

"有一种毒药叫成功"，如果为了工作，上紧发条，过度付出心力，甚至绞尽脑汁、苦心钻营，会对身体造成很大的损害。"鞠躬尽瘁"的结果往往是"出师未捷身先死"，怎不令人叹息！

对于工作节奏过快、承担的责任和风险又较大的人来说，"心累"是健康最大的危险。"心累"是一种更严重的疲劳感，是长期的高度紧张造成的，它比单纯的身体疲劳还要有害，是全面的身心透支，尤其是对心血管的损害更大，长期下来，不仅心脏病会找上门，精神也容易出现焦虑、抑郁的倾向。

要缓解"心累"的状况，就要重新审视自己的生活，把脚步放慢，去感受生命的美好。可以从下面几方面做起。

降低目标： 制定一个符合自己实际能力的目标，不要好大喜功，给自己加压。

分担责任： 学会放权和用人，把责任分摊一些，自己的压力也小一点。

制订计划要留有余地： 计划不能排得太满，要考虑到中途可能会有一些不可预知的干扰。如果计划制订得不合理，再按照计划疲于奔命，最后肯定要焦头烂额。

挂上警示牌： 办公室墙上、办公桌上、家里的客厅可以挂上下面这些字："欲速则不达""过犹不及""掌握科学的进度"，时刻提醒自己适当慢一点。

适当关掉手机： 下班后关掉手机，可以让你心情放松一些。如果休息时间就是玩手机，即便是想休息娱乐，但大脑并没有放松下来，非常容易疲劳。

减少应酬： 不是必需的应酬能推就推，尤其各种饭局、酒局，能躲就躲。

经常参加体育活动： 最好每天能有一定的锻炼时间，哪怕只是走路，如上下班路上徒步走上半小时，都会给身体带来一份重振和放松，对缓解压力很有好处。

保证休息： 合理安排工作时间，该休息时就休息，该睡觉时一定要睡觉，且睡眠时间不能少于6小时，养成良好的生活规律。

给自己放假： 地球离开谁都照样转，放几天假，天也塌不下来，换个环境放松一下，可以让高度紧张的大脑得以休整。在家休闲或外出旅行可以起到给身心充电的作用，有利于保持旺盛的精力。

放慢语速和动作速度： 语速快、动作快、反应快的人紧张程度高，你完全可以语速慢一点儿，语气平和一点儿，只要关键点都说到了，什么事也不耽误。在行动上，把动作放慢一些，身体也会放松许多。

宽以待人，也不要苛求自己

有些人自己做事风风火火、马不停蹄，没有闲下来的时候。这样的人对人和事物的要求都比较高，看到别人慢吞吞、跟不上自己的节奏，达不到自己的要求，或做错了事情，就起急冒火，不依不饶。如果是自己没有达到目标的话，又会充满内疚和自责，甚至自我惩罚。真是"严于律己，又严以待人"。

高标准、严要求本不是坏事，做事认真负责也是成功者的必要素质，但这类人往往是心血管病的高发人群，尤其是已经有心血管病症状者，要注意对他人和自己都要宽容一些。能做到的尽力而为，对没有做到的也不求全责备。对别人的过错要多理解和体谅。

"人非圣贤，孰能无过？过而能改，善莫大焉。"毛主席也说过："世界上只有两种人不会犯错误，一种是还没出生的人，一种是已经死去的人。"

不论对自己的错误，还是别人的错误，吸取教训、反思原因、真心弥补就够了，不要得理不饶人，没完没了。事情了结就让它过去，不要找后账。

学会释放自己的压力

如果已经积累了太多的不良情绪，或工作压力过大、精神郁闷的时候，不能总是自己"闷着"，有时候需要找个合适的方式发泄一下。适度宣泄，有利于化解郁气，使气机调畅，保持轻松心态，有利于预防冠心病的发生。

用冥想放松自己

运用闭目冥想来放松，清空大脑。通过想象美好的事物或你最喜欢的事物，可以最大限度地放松身心，达到一种"入静"的状态，如想象"蓝天白云下，我坐在平坦绿茵的草地上"。冥想特别适合紧张、疲劳又睡不好觉的人。

不要忍住眼泪

眼泪是排解心灵压抑的通道，哭泣能缓解压力，释放悲伤、痛苦、委屈、紧张、郁闷、不安等不良情绪。哭出来，心情就好多了。

歌舞

音乐、舞蹈是灵魂的慰藉者，它能让人全身心地放松，跟随它或欢愉，或宁静，忘记烦恼。找自己喜爱的曲目，高歌一曲，欢舞一场，心胸畅达，烦闷顿消。

高喊

到山上、河边等人少的地方大喊几声，可以把积在胸中的郁闷发泄出来。

学会倾诉

找亲属或好朋友聊聊天，把郁结在心的事情说出来，即便没有找到解决问题的办法，只是倾诉，心情也会舒畅很多。

常运动

汗水和眼泪一样，也是一种排毒的通道。运动过程中出出汗，身心都会轻松很多。此外，运动也会改善血管状态和全身的血液循环，一举多得。

静静地读本书

读好书是和智者交谈，建议多看经典名作，它能开阔视野，启发思维，使人在潜移默化中变得心胸开阔，气量豁达。

看喜剧放松心情

看看喜剧、相声、小品等轻松愉快的节目，可以转移注意力，通过开怀大笑来释放压力，回归快乐。

吃个水果，喝杯茶

吃苹果、香蕉、柑橘能缓解压力，不仅携带方便，而且这些水果的香气也可使人精神放松。花茶解压效果最好，如茉莉花茶、玫瑰花茶、菊花茶等都是不错的选择，非常适合在工作间歇饮用。

投入自然的怀抱

到大自然中去，闻花香、草香，看绿树、蓝天，听鸟唱虫鸣，让阳光晒晒肌肤，这一切都会让你对生命有所感悟，压力也随之化解。

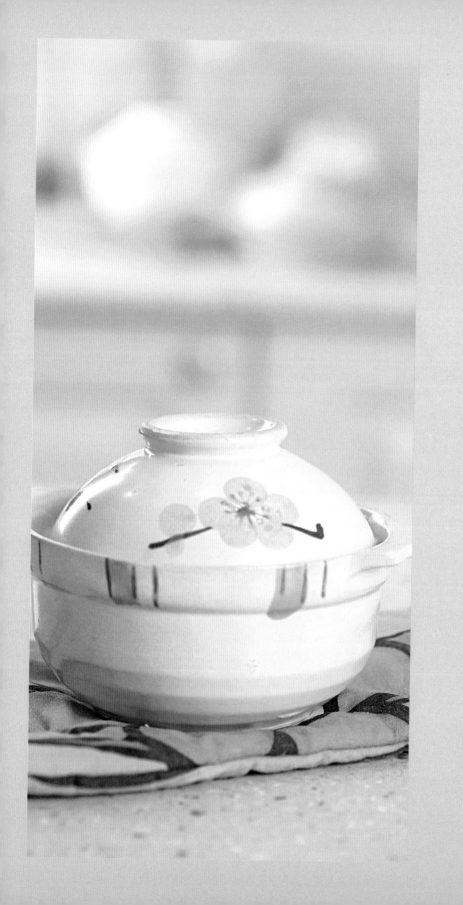

第二章

吃对每餐食物，
帮助血管扫清障碍

药食同源，吃对每餐食物，胜过一把药片

本章把冠心病患者容易出现的饮食问题——梳理

从饮食习惯的纠正到日常食材的选择

详细解读，全面把关

再配以传统的中医药膳调理

让你的血管更畅通

吃对每一餐，善用日常食材，

控制热量摄入，降脂减肥

减肥就是调节出入平衡

由于肥胖对冠心病的发生、发展有着重要的促进作用，所以，冠心病患者应控制好体重。

控制体重没有捷径，不外乎"少吃"和"多动"，调整好人体"入"和"出"的平衡。"入"就是我们通过每天饮食摄入的总热量，而"出"指一切消耗的热量，包括基础代谢、身体活动以及通过大小便、汗液等排出的热量。

这是一个动态平衡，当入大于出时，人体就慢慢发胖，当入小于出时，人体就慢慢瘦下来。

人的基础代谢约占每天能量消耗的60%~70%。人到中年之后，基础代谢会逐渐减少，有代谢综合征的人更加明显，再加上运动量也减少，此时如果进食量还和以前一样的话，就会日渐发福，腰围越来越粗。

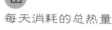

入　　　　　　　出
每天饮食摄入的总热量　　每天消耗的总热量

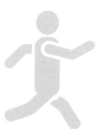

每天应摄入多少热量

人体每天摄入的各种食物所提供的能量不应超过人体所需要的能量，食不过量是减肥的重要原则。

人的进食量通常受食欲控制。正常生理状态下，食欲可以有效地控制进食量，保持健康的体重，此时可以吃饱而不吃撑。但是由于种种原因，有些人不能有效地控制进食量，满足其食欲的进食量往往要超过身体的实际需要，造成过多的能量摄入，引起超重、肥胖。此时就需要适当限制进食量。

根据《中国居民膳食指南》提供的数据，以我国城市 18~59 岁的轻体力劳动者为准，每日平均应摄入的热量为：男性 2200 千卡，女性 1800 千卡。

读者可以根据自身的情况调整摄入量。一般来说，如年龄超过 60 岁的要适当减少至此标准的 60%~70%，即男性不超过 1500 千卡，女性不超过 1200 千卡。身材小的人可适当减少，活动量较大、体力劳动多的人可适当增加。

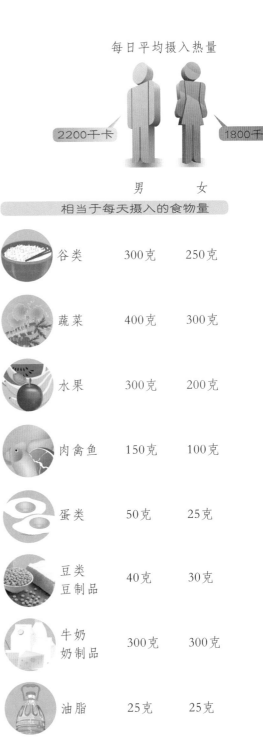

每日平均摄入热量

2200千卡   1800千卡

男   女

相当于每天摄入的食物量

		男	女
	谷类	300克	250克
	蔬菜	400克	300克
	水果	300克	200克
	肉禽鱼	150克	100克
	蛋类	50克	25克
	豆类豆制品	40克	30克
	牛奶奶制品	300克	300克
	油脂	25克	25克

43

三餐分配，定时定量

三餐分配要合理

要想控制好每天的总热量摄入，就要合理安排一日三餐的时间及食量，做到定时定量进餐。

早餐提供的能量应占全天总能量的25%～30%，午餐应占30%～40%，晚餐应占30%～40%，可根据职业、劳动强度和生活习惯进行适当调整。

不少上班族来不及吃早餐，午餐将就一下，最丰盛的一餐是晚餐，这对健康非常不利。要每天吃早餐，并保证其营养充足；午餐要种类多样，以吃好为原则；晚餐则要适当少吃，以免加重代谢障碍，给心血管增加负担。

零食作为一日三餐之外的营养补充，可以合理选用，但来自零食的能量应计入全天能量摄入之中。

每餐少吃一两口

每一餐都不要暴饮暴食。俗话说"一口吃不成胖子"，但一口一口累积起来，就可能吃出来了。从体重增加发展到肥胖，往往要经历一段较长的时间，预防超重要从每餐少吃一两口做起。最好在感觉还欠几口的时候就放下筷子，尤其不要包揽"消灭"残羹剩饭的工作。

细嚼慢咽控制食量

狼吞虎咽、进食过快是引发食量超标的重要原因。由于大脑需要约20分钟才能收到吃饱的信息，吃得过快很容易在不知不觉中吃进太多食物，所以，进餐时要细嚼慢咽，充分咀嚼，这样有利于食物的消化，减轻肠胃负担，增强饱腹感。

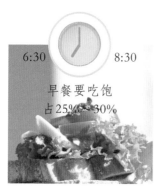

6:30　8:30

早餐要吃饱
占25%～30%

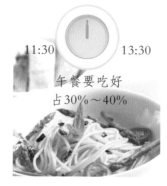

11:30　13:30

午餐要吃好
占30%～40%

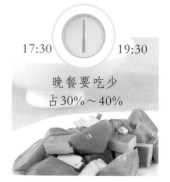

17:30　19:30

晚餐要吃少
占30%～40%

正确认识胆固醇

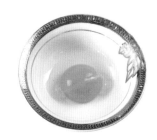

血液中的脂类过多，也就是我们常说的"高脂血症"，是导致动脉硬化、冠心病的"始作俑者"。

脂类物质主要分为两大类：一类是脂肪，主要为甘油三酯，是人体内含量最多的脂类；另一类叫类脂（即具有脂类性质的物质），是生物膜的基本成分，除包括磷脂、糖脂外，还有很重要的一种叫胆固醇。

胆固醇广泛存在于动物体内，尤以脑及神经组织中最为丰富，在肾、脾、皮肤、肝和胆汁中含量也很高。胆固醇不溶于水，也不溶于血液。它不仅参与形成细胞膜，而且是合成胆汁酸、维生素D以及一些激素的原料。胆固醇并非是对人体有害的物质。虽然胆固醇过高有患上心血管疾病的隐患，但过低的话，也容易造成贫血、免疫力下降等问题。所以，保证胆固醇的供给、维持其代谢平衡是十分重要的。

那么，每天摄入多少胆固醇合适呢？专家建议，健康成人每天胆固醇的摄入量应为50~300毫克，而高脂血症、动脉硬化、冠心病患者，每天胆固醇的摄入量应低于200毫克。

每天摄入胆固醇少于200毫克，相当于1个鸡蛋黄中的胆固醇含量。

胆固醇分为高密度脂蛋白胆固醇（HDL-C）和低密度脂蛋白胆固醇（LDL-C）两种。HDL对血管有保护作用，又称为"好胆固醇"；LDL则不断将垃圾堆积到血管里，损害血管健康，又称为"坏胆固醇"。

冠心病患者应努力降低人体内LDL的含量，而增加HDL的含量。简单来说，高的高、低的低是好事，而高的低、低的高就坏了。

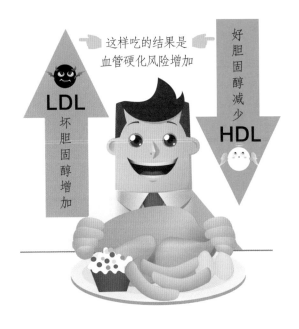

这样吃的结果是血管硬化风险增加

LDL 坏胆固醇增加

好胆固醇减少 HDL

能降低胆固醇的营养成分

膳食纤维

膳食纤维包括纤维素、半纤维素、果胶、木质素等物质，虽然不易被人体胃肠道消化，但对人体健康有着不可代替的特殊作用，被称为人体的"清道夫"，血管的"保护神"。

① 摄入膳食纤维后可增加饱腹感，控制进食量，防止肥胖。

② 使好胆固醇增加、坏胆固醇减少，抑制胆固醇的吸收，促进胆固醇的排泄，防止血脂升高。

③ 刺激肠道蠕动，软化粪便，增加粪便体积和排便频率，从而改善便秘，增加排便量。

④ 吸附有毒物质，净化和改善人体内环境。

⑤ 降低餐后血糖，改善人体代谢功能。

植物性食物是膳食纤维的宝库。其中，粗杂粮、豆类、绿叶蔬菜、根茎类蔬菜、菌藻类食物、水果中含量较高。如燕麦、玉米、大豆、芹菜、洋葱、萝卜、海带、香菇、苹果等。

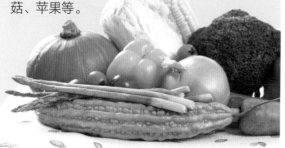

牛磺酸

牛磺酸是一种含硫的非蛋白氨基酸，作为一种活性物质，对人体起着十分重要的生理调节作用。

① 能增加脂质和胆固醇的溶解性，降低血液中胆固醇的含量。

② 可抑制血小板凝集，保持人体正常血压，防止动脉硬化等心血管疾病。

③ 保护心肌细胞，可抗心律失常，治疗心力衰竭。

④ 有降血糖作用。

海生生物是牛磺酸的主要来源，如墨鱼、章鱼、青花鱼、沙丁鱼等海鱼，虾、紫菜以及牡蛎、海螺、蛤蜊等贝类，牛磺酸含量都很丰富。

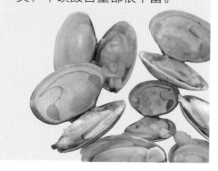

卵磷脂

卵磷脂和胆固醇一样，也是一种类脂，但作用与胆固醇不同。

① 可把沉积在血管壁上的胆固醇溶解到血液中，促进胆固醇的排泄，减少沉积，调节血脂水平，有效降低高脂血症、动脉硬化及冠心病的发病率，保护心脏。

② 修复动脉血管硬化造成的细胞损伤，促进再生，提高细胞膜强度，使血管变结实，有利于防止血栓形成。

富含卵磷脂的食物有鸡蛋、大豆、鱼等。

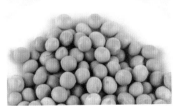

维生素C

维生素C是一种水溶性维生素，可改善胆固醇的代谢，预防心血管疾病。

研究显示，血液中维生素C含量与人体内HDL（"好胆固醇"）含量成正比。试验证明，连续每天服用维生素C0.5克，血液中的胆固醇含量就会降低。

各类新鲜蔬果都是维生素C的来源，生食蔬果可以更多地保存和摄入维生素C。

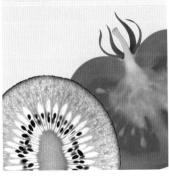

维生素E

维生素E是一种脂溶性维生素，也是一种重要的抗氧化剂，可延缓血管老化，维持血管弹性，并改善脂质代谢，对预防动脉硬化有一定的作用。维生素E还可抑制血小板凝集，从而降低心肌梗死和脑梗死的危险性。

维生素E广泛存在于果蔬、坚果、瘦肉、乳类、蛋类、压榨植物油等食物中，尤其是芝麻、玉米、杏仁、花生、大豆油、橄榄油、鱼肝油、小麦胚芽等。

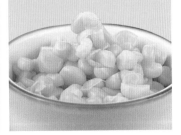

合理选择胆固醇食物

零胆固醇食物

植物性食物普遍不含有胆固醇，而含植物固醇。这类物质不易为人体吸收，摄入过多还可抑制胆固醇的吸收。所以，动脉硬化、冠心病患者可以放心多吃豆类、谷类、蔬菜、水果等食物，对血管健康非常有益。

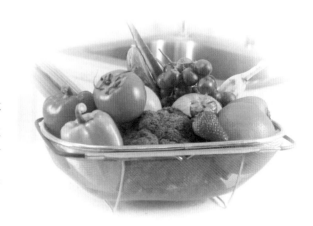

低胆固醇食物

低胆固醇食物是指每100克食物中胆固醇含量低于100毫克的食物。种类有：瘦肉（猪、牛、羊）、兔肉、黄鱼、带鱼、去皮鸡鸭肉、鲤鱼、鲳鱼、海蜇皮、牛奶、海参等。

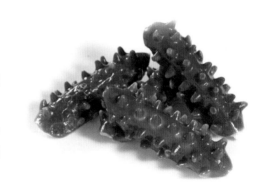

中胆固醇食物

中胆固醇食物是指每100克食物中胆固醇含量为100～200毫克的食物。种类有：草鱼、鲫鱼、鲢鱼、鳝鱼、河鳗、甲鱼、蟹肉、猪排等。

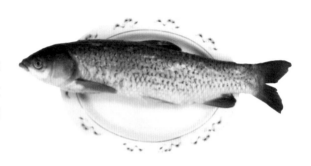

高胆固醇食物

高胆固醇食物是指每100克食物中胆固醇含量为200毫克以上的食物。已经发生动脉硬化、冠心病患者要注意少吃一些。此类食物主要包含以下种类。

动物脑	**动物内脏**	**蛋黄**	**贝类**	**鱼虾类**	**动物油**
如猪脑胆固醇含量最高，其次为牛脑、羊脑。	如猪、牛、羊、鸡、鸭的心、肝、肾、肠等，均含有较高的胆固醇。	鸡蛋、鸭蛋、鹌鹑蛋、松花蛋等蛋类的蛋黄中含有大量胆固醇。	如鲜贝、赤贝、牡蛎、扇贝、鲍鱼、蛤蜊等通常含有较多胆固醇。	如鱼子、蟹黄、墨鱼、鱿鱼、虾米、虾皮等胆固醇偏高，虾头也是胆固醇较集中的地方。	奶油、黄油、羊油、猪油、牛油等动物油脂中胆固醇较多。

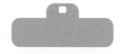

　　细心的读者会问："像蛋黄、贝类这样高胆固醇的食物，又含有卵磷脂、牛磺酸等降低胆固醇的成分，到底吃还是不吃？"

　　这看似矛盾，其实，还是要从整体的角度去看，而不要单一突出某种成分的作用。每种食物都是营养素综合体，营养素之间也有一种天然的平衡，当一种物质太高时，往往会有另一种抑制它的成分存在，使它不会对人体特别有害。不必一看胆固醇含量高就禁食某类食物，且胆固醇的含量高，并不意味着LDL（"坏胆固醇"）含量高，还可能是HDL（"好胆固醇"）含量高。所以，控制总量、平衡比例、注意搭配就好了。比如鸡蛋，正常人每天平均吃一个鸡蛋，没有多大问题，有心脑血管病的人每周吃2~3个，也不会有多大问题。再如，吃鱼虾贝类时搭配吃海带、紫菜，血管也不会硬化，日本人的心血管疾病率较低就是较好的证明。

复合主食最健康

控制单糖和双糖的摄入量

糖类又称碳水化合物，主要是提供热能。人体所需要的70%左右的能量都是由糖提供的。所以说，糖是人体所需能量的主要来源，只有当人体糖分不足时，才会消耗脂肪。

糖分为单糖、双糖和多糖。在这些糖中，除了单糖能被人体直接吸收外，其余的糖都要在体内转化为葡萄糖后才能被吸收利用。

单糖甜度高，吸收速度最快，其次是双糖。而多糖进入人体后有一个较长的水解过程，所以消化得较慢，一些纤维素类物质无法水解，因此提供的能量较少，且有增加饱腹感、抑制食欲、促进代谢、预防便秘、降低胆固醇等作用，对控制血脂、血糖升高较为有益。

因此，在日常饮食中，摄入的糖类最好从米、面等多糖类主食中来，而且要限制单糖和双糖的摄入量。

单糖
由于无法水解成为更小的碳水化合物，因此它是糖类中最小的分子。人体吸收速度最快、最直接、利用率最高。如葡萄糖、果糖、半乳糖等。在水果、蜂蜜中含量丰富。

双糖
也称为"二糖"，是由两个连接在一起的单糖组成的糖类，它们是最简单的多糖。如蔗糖（红糖、白糖、砂糖）、麦芽糖、乳糖。

多糖
经水解后可产生至少6分子单糖的糖类。如淀粉、纤维素、糖原和木糖。其在谷类、根茎类及蔬菜中含量较多。

吃好主食，打牢根基

我国自古有"五谷为养"的理念，谷类及薯类等多糖类食物被称为"主食"，位于营养金字塔的底层，是膳食结构的基础。在食物多样化的前提下，日常饮食应以谷类食物为主，占食物比例的 50%~60%。

以谷类为主的饮食模式既可以提供充足的能量，又可以避免摄入过多脂肪较高的动物性食物，避免高能量、高脂肪、低膳食纤维饮食模式的缺陷，对预防或减少心脑血管疾病、糖尿病和癌症等慢性病的发生有益。

一般成年人每天应摄入250~300克谷类食物，除了大米、小麦，还包括糙米、荞麦、燕麦、玉米、小米等粗粮，以及土豆、甘薯、南瓜等富含淀粉的薯类。同时要注意粗细搭配。

粗细搭配法

对于心血管病患者来说，单一的精米、白面远不如粗细搭配的复合主食来得健康。尤其应多加些粗粮、薯类，以增加膳食纤维的摄入，起到降糖、降脂、通便的作用。如荞麦中含有烟酸和芦丁，有软化血管、增加血管弹性的作用；燕麦含有 B 族维生素、卵磷脂等，具有降低胆固醇和甘油三酯的作用；土豆、甘薯中丰富的膳食纤维可避免血糖飙升、促进排便等。

在煮饭、熬粥时，可以在大米中添加一把糙米、小米、黑米等；在和面时，可以在白面中添加玉米面、荞麦面、全麦面等；每周至少一次，以薯类作为主食；在吃早餐时，将白面包改成全谷物面包，或用牛奶泡一碗燕麦粥。这些都是主食粗细搭配的好方法。

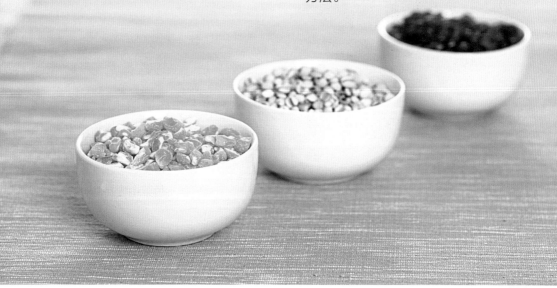

吃豆类食物的好处

我国传统饮食中非常重视豆类食物，不仅直接用来煮饭、熬粥，还做成豆腐、豆浆、豆干、豆酱、豆豉等豆制品食用。这是一种优良的饮食传统，完全符合现代营养学的理念。

豆类的品种很多，主要有大豆（黄豆）、蚕豆、绿豆、豌豆、红豆、黑豆等。豆类的营养对人体健康有很多好处。

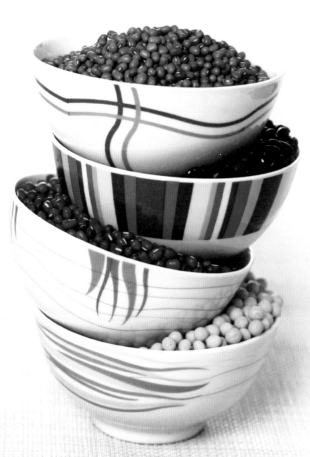

优质植物蛋白质

豆类及豆制品蛋白质含量很高，一般在20%~40%，以大豆含量最高，因此又被称为"植物肉"。

豆类不仅蛋白质含量高，而且质量也好。豆类蛋白质的氨氨酸组成与动物蛋白质相似，接近人体需要，是最好的植物蛋白。其中谷类食物中较为缺乏的赖氨酸在豆类中含量丰富，因此宜与谷类混搭食用。

豆类如果直接食用，人体对其蛋白质的吸收率不高。但如果经发酵加工做成了豆腐等豆制品，其蛋白质的消化率就大大提高。如整粒的熟大豆，蛋白质消化率在65%左右，而豆腐的蛋白质消化率高达92%~96%。所以，豆腐的营养价值更高。

不饱和脂肪酸

大豆是富含植物油脂的食物，脂肪含量高达18%，且多由不饱和脂肪酸组成，易于消化吸收，并含有丰富的亚麻酸、亚油酸和磷脂，对人体有益。因此，大豆和豆油常被推荐为防治冠心病、高血压、动脉粥样硬化等疾病的理想食品。

其他豆类含脂肪仅 1% 左右，也以对人体有益的不饱和脂肪酸为主。

大豆异黄酮

豆类中所含的大豆异黄酮有"植物雌激素"的美誉，可以缓解女性更年期的不适症状。女性绝经后容易患心血管疾病，与失去体内雌激素的保护有关。据研究，大豆异黄酮有降低人体 LDL（"坏胆固醇"）的作用。多吃豆类，可以改善人体内分泌的平衡，降低人体胆固醇，从而降低心血管疾病的发病率。

膳食纤维

豆类也是富含膳食纤维的食物，对抑制脂肪和胆固醇的吸收非常有好处，常吃可助通便、减肥、降三高。

豆类普遍具有健脾益气的养生功效，做成豆腐、豆浆等豆制品后，牙口不好的人也可以常吃，所以，豆制品尤其适合老年心血管病患者食用。

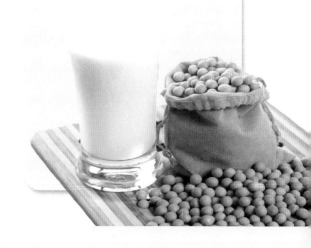

大豆及豆制品虽然对心血管健康有益，但也不是适合所有人。由于豆类含嘌呤物质相当高，所以，有高尿酸血症、痛风的患者不宜多吃豆类及豆制品。

豆类及豆制品产气较多，容易胀气、腹胀者不宜多吃。

怎样选择肉、蛋、奶

不必太忌口

肉、蛋、奶等动物性食物是人体必需营养素——蛋白质、脂肪、脂溶性维生素和矿物质的重要来源。

动物性食物不仅蛋白质含量高，而且氨基酸的组成更适合人体需要，尤其富含赖氨酸和蛋氨酸，这是植物性食物中比较缺少的。但动物性食物所含的脂肪和胆固醇普遍偏高，吃得过多会增加患心血管疾病的发病率。

不少人认为低脂饮食就是要吃素，要远离肉、蛋、奶，这是一种"矫枉过正"的想法。肉、蛋、奶是营养价值很高的食物，盲目忌口会带来贫血、虚弱、营养不良等问题。只要注意选择、适度，心血管病患者照样能吃。

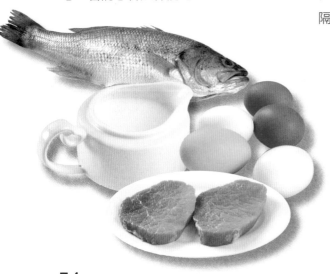

这样吃最健康

① **多白肉，少红肉：** 畜肉的肌色较深，呈暗红色，故有"红肉"之称。而禽肉、鱼肉及水产动物的肉色较浅，呈白色，又称为"白肉"。应调整肉食结构，适当多吃白肉，少吃红肉，尤其是猪肉的摄入。

② **多瘦肉，少肥肉：** 同样是红肉，瘦肉中的脂肪及胆固醇含量要低很多，所以，吃肉时最好去掉皮、肥肉部分，只吃纯瘦部位。

③ **少吃内脏：** 各种动物内脏均含有大量的胆固醇，对心血管病患者非常不利，尽量少吃。

④ **2~3天1个蛋：** 鸡蛋虽然营养价值高，但考虑到胆固醇的影响，最好隔一天吃一个。

⑤ **选择低脂、脱脂奶：** 低脂奶和脱脂奶大大降低了脂肪和胆固醇的摄入量，同时又保留了牛奶的其他营养成分，适合高脂血症、心脑血管疾病等要求低脂膳食的人群。

各类动物性食物的营养价值

	主要品种	蛋白质	脂肪	胆固醇	维生素、矿物质
鱼类	鲤鱼、青鱼、银鱼、鲢鱼、鳗鱼、黄鱼、鲈鱼等	平均为18%，肉质细嫩，蛋白质利用率高	含量低，平均为5%，且多为不饱和脂肪酸	中等偏低	维生素A、维生素D、维生素E、硒、锌、钙、钾等，海鱼含碘丰富
其他水产品	牡蛎、墨鱼、鱿鱼、扇贝、虾、蟹等	平均为15%	含量很低，平均为1%	偏高，但含牛磺酸丰富，有清除"坏胆固醇"的作用	维生素A、维生素E、烟酸、钙、硒、锌、铁
禽肉	鸡、鸭、鹅、鸽、鹌鹑	平均为18%，吸收率较高	鸭、鹅20%，鸡、鸽9%~14%，鹌鹑3%，不饱和脂肪酸较多	肌肉中等偏低，内脏是肉的3倍，属高胆固醇食物	维生素A、B族维生素，肝中含铁高
蛋类	鸡蛋、鸭蛋、鹌鹑蛋等	全蛋为12%，蛋黄高于蛋清，氨基酸组成最完整，优于其他动物性蛋白	10%~15%，其中98%存在于蛋黄中	蛋黄中胆固醇含量高	B族维生素、维生素A、维生素D、维生素E、钙、磷、铁、锌、硒
畜肉	猪、牛、羊的肌肉及内脏	10%~20%，牛羊肉一般为20%，猪肉则偏低，为13%	猪肉18%，羊肉14%，牛肉4%，均以饱和脂肪酸为主	肌肉中含量中等，而内脏中含量非常高	铁、钙丰富，且吸收率高
奶类	牛奶、酸奶、奶粉、奶酪等	平均为3%，消化率高，属优质蛋白质	全脂奶3%，低脂奶含量在0.5%~2%，脱脂奶一般低于0.5%	偏低	钙、磷、钾

蔬菜、水果有助于疏通血管

有些蔬菜有助于疏通身体，对于血管的清瘀、畅通非常有利。不少水果都富含有机酸、膳食纤维、维生素等，对软化血管、清除胆固醇十分有益。有动脉硬化、冠心病患者应增加饮食中蔬菜、水果的比例。下面这些品种的蔬果尤其应该常吃。

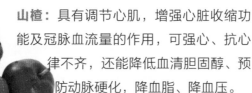

山楂：具有调节心肌，增强心脏收缩功能及冠脉血流量的作用，可强心、抗心律不齐，还能降低血清胆固醇、预防动脉硬化，降血脂、降血压。

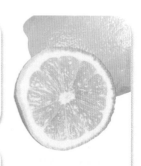

柠檬：富含柠檬酸、苹果酸等有机酸以及维生素C、B族维生素等，能清除胆固醇，净化血液，增强血管弹性和韧性，防治高血压、动脉硬化和心肌梗死等心血管病。

苹果：富含苹果酸等有机酸，及类黄酮、维生素C、果胶等，抗氧化作用强，通过抑制低密度脂蛋白氧化而发挥抗动脉粥样硬化的作用。

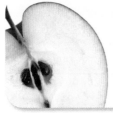

洋葱：含有前列腺素A、槲皮素等物质，能扩张血管、降低血液黏度，降血压，降低胆固醇，增加冠状动脉的血流量，预防血栓形成及动脉粥样硬化。

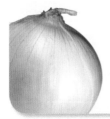

茄子：可降低胆固醇，改善血液流动，防止血栓，提高免疫力，防止因血脂异常而引起的血管损害，对预防动脉硬化、冠心病有利。

大蒜： 大蒜可促进脂肪代谢，降低胆固醇，扩张微动脉，调节血压，增加血管的通透性，从而抑制血栓的形成和预防动脉硬化。

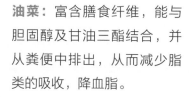

油菜： 富含膳食纤维，能与胆固醇及甘油三酯结合，并从粪便中排出，从而减少脂类的吸收，降血脂。

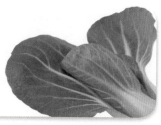

番茄： 富含维生素A、维生素C、类黄酮等，可增强小血管功能，降低毛细血管的通透性，防止血管破裂，预防血管硬化。

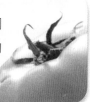

黄瓜： 具有降血压、降血糖、降血脂、减肥的功效，对改善人体代谢有益，可预防和改善心血管疾病。

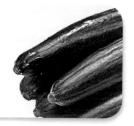

胡萝卜： 富含胡萝卜素、维生素C、膳食纤维等，有抗氧化、降低胆固醇、预防动脉硬化、心血管病的作用。

柑橘： 包括橘、柑、橙、柚等酸甜味水果，均富含多种有机酸及黄酮物质，能扩张冠状动脉，增加冠状动脉血流量，动脉硬化者最宜常食。

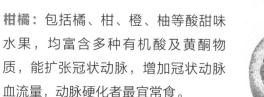

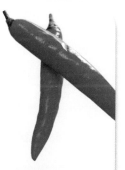

红辣椒： 辣椒中含有一种番椒素，适量食用能有效降低人体胆固醇，防治心脏病及冠状动脉硬化。

狝猴桃： 富含维生素C、胡萝卜素等多种维生素，有助于降低血液中的胆固醇水平，起到扩张血管、降血压、强心的作用。

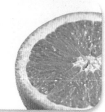

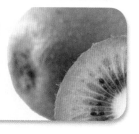

57

高效降血脂的菌藻食物

菌藻类食物是降血脂、保护血管的天然良药，可以软化血管，适宜冠心病患者食用。

香菇：高蛋白、低脂肪，富含多糖、氨基酸、维生素和矿物质，可降血压、降血脂、降胆固醇，预防动脉硬化。但应注意，香菇含嘌呤物质很高，有高尿酸血症、痛风的患者不宜多吃。

海带：富含维生素、矿物质和膳食纤维，具有促进胆固醇排泄、降血脂、降血糖、抗凝血的作用，是心血管的保护神。中医认为海带可软坚散结、消痰利水。肥胖、三高、动脉硬化者适宜常食。

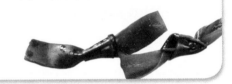

黑木耳：所含木耳多糖及膳食纤维能明显降低血脂，降低血液黏度，抗血栓形成，改善心肌缺氧，并能促进人体脂肪的排泄，是清肠净血的天然良药。

紫菜：有软坚散结、清热利水、益肾养心的作用，可显著降低血清胆固醇的含量。经常食用紫菜，对高血压、高脂血症、肥胖、便秘者特别有益。

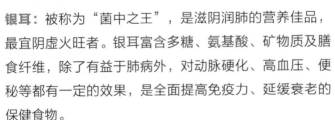

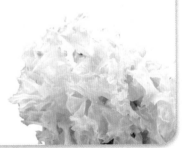

银耳：被称为"菌中之王"，是滋阴润肺的营养佳品，最宜阴虚火旺者。银耳富含多糖、氨基酸、矿物质及膳食纤维，除了有益于肺病外，对动脉硬化、高血压、便秘等都有一定的效果，是全面提高免疫力、延缓衰老的保健食物。

适当吃些坚果种仁

坚果种仁类食物作为零食或配餐，每天吃上一小把，有意想不到的软化血管、降低血脂的作用。此类食物富含植物油脂及蛋白质，植物油脂以不饱和脂肪酸为主，对清除胆固醇有利，所以，有助于软化血管，预防心血管疾病。但此类食物热量很高，均不宜食用过多，控制好每日食用量，少量最宜。

花生： 富含的不饱和脂肪酸对心血管有很好的保护作用，是降低胆固醇、软化血管的佳品，适合动脉硬化、高血压、冠心病患者常食。最好的食用方法是"醋泡花生"，不仅美味可口，也是血管硬化、高血压者的最佳零食。

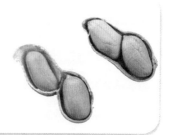

黑芝麻： 黑芝麻可补肝肾、益精血、润肠燥，是延缓衰老的良药。其含有丰富的不饱和脂肪酸、钙、钾和维生素E等，都是有利于清除胆固醇的物质，对降压、降脂、预防心血管老化有益。

莲子： 莲子有养心安神的作用，可缓解心悸失眠、心神不宁等状况。营养学研究也证明，莲子具有强心、抗心律不齐、降血压的作用，连同苦味的莲子心一起食用，效果更好。

核桃： 富含植物脂肪及钙、磷、铁等物质，除了可预防心血管病外，尤其对脑血管硬化、脑力衰退、健忘、头晕等有明显的预防及改善作用。

松子： 富含油酸、亚麻酸等不饱和脂肪酸，可防治动脉硬化、高血压等心血管疾病，对缓解头晕眼花、风痹、便秘、神经衰弱等也有一定的辅助食疗效果。

如何控制油、盐、糖

怎样用油才健康

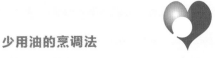

日常食用的烹调油包括植物油和动物油。

植物油中的不饱和脂肪酸主要是油酸、亚油酸、亚麻酸，可降低胆固醇、甘油三酯和LDL（"坏胆固醇"），升高HDL（"好胆固醇"），在体内可起到降血脂、改善血液循环、抑制血小板凝集、防止动脉硬化斑块和血栓形成的作用，对心血管疾病有良好的防治效果。

单一油种的脂肪酸构成不同，营养特点也不同，所以，应经常更换烹调油的种类，多种植物油轮着用。

动物脂肪中饱和脂肪酸和胆固醇含量高，应尽量少吃。

植物油包括：大豆油、菜籽油、花生油、玉米油、芝麻油、橄榄油、棉籽油、调和油等。

调和油是用2种以上的植物油调配而成，通过选择不同种类植物油，合理配比脂肪酸的种类和含量，对人体健康有益。

少用油的烹调法

① 用橄榄油凉拌是健康的吃法。橄榄油最适合凉拌蔬菜食用，炒菜口味会差一些。

② 用油少的烹调方法有蒸、煮、炖、焖、急火快炒等。用煎的方法代替炸，也可减少烹调油的摄入。

③ 尽量少吃油炸食物，尤其是富含淀粉的食物，或裹上淀粉再炸，不仅超级吸油，还会产生有毒物质，对健康不利。如炸土豆、炸油条、炸鸡翅等，都不宜多吃。

④ 少用沙拉酱、蛋黄酱，其中含有大量黄油，胆固醇超标，对健康不利。

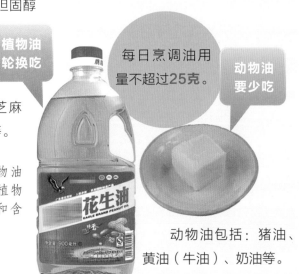

植物油轮换吃

每日烹调油用量不超过25克。

动物油要少吃

动物油包括：猪油、黄油（牛油）、奶油等。

合理限盐

　　高盐饮食是高血压、冠心病、血管硬化的元凶之一。所以，想要防治冠心病，第一步就是合理限制每日的盐摄入量。

　　中国营养学会建议每人每天食盐摄入量为6克，而心血管疾病患者最好能控制在4~5克。每日盐摄入量是指一天中所有进食的总盐量，包括酱油等调料和其他食物中的盐量。所以，减去这些"隐藏"起来的食盐摄入，真正在烹调中加入的盐应该在3~4克。

　　但限盐也要适可而止。如果限盐过度，会造成血钠、血钾过低，出现浑身无力、走路四肢发软、头晕眼花等脑供血不足的状况。夏季出汗多时，可适当增加些盐。身高、体重较大者，盐的摄入也可适当增加一些。

每日盐摄入量不超过6克。

1小勺=2克

糖要少放

　　我们日常烹调所用的多是白砂糖，有时也会用到红糖，在调配咖啡、茶等饮料时，还会用到黄糖、冰糖等。

　　这些糖类都属于双糖，会很快水解为单糖，人体吸收得比较快，不仅对控制血糖不利，对控制体重、保护心血管也没有好处。

　　炒菜时尽量少放糖，尤其是要改掉喝粥、喝奶、喝豆浆、吃水果都要放上一勺糖的习惯，让自己逐渐去习惯食物的清淡原味。如果觉得糖放少了不好吃的话，可以尝试通过葱、姜、蒜、辣椒、醋、柠檬等调味食物来增加风味。

有益血管的调味品——醋

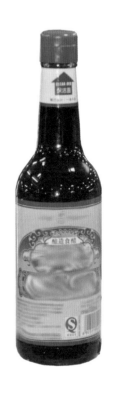

醋是由米、麦、高粱或酒、酒糟等酿成的含有醋酸的液体。由于材料和工艺不同，醋的种类有很多，如米醋、陈醋、香醋、果醋、熏醋、白醋等。

无论哪种醋，都含有丰富的醋酸，有助于清除胆固醇，对高血压、高脂血症、动脉硬化、心脏病等有一定的预防保健作用。

醋有提振食欲、开胃消食的作用，常作为凉拌开胃小菜的调料。在熬肉汤、炖鱼时，多加些醋，可以相应减少用盐量，不仅口味更好，还能更好地分解蛋白质，促进营养物质的消化吸收。所以，食欲不好或饮食积滞以及需要控盐的心血管病患者，不妨多用醋来烹调食物。

但醋毕竟只可作为调味品少量食用，吃多了对筋骨、牙齿、胃都有不利影响，直接喝醋更不提倡。

以下的"吃醋法"对心血管健康有利，不妨一试。

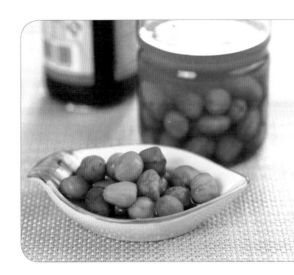

醋泡花生

花生剥去外壳，把带花生红衣的花生仁放入广口瓶，倒入米醋，醋要没过花生，封口后放阴凉处浸泡一周后即可食用。

可将醋泡花生当作零食，每日食用，可降血脂、软化血管。

苹果醋饮

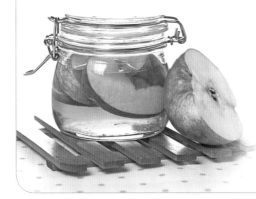

选2~3个苹果，用淡盐水浸泡一会儿，洗净，晾干，切大块，去核，放入广口瓶中。将500毫升米醋、100克冰糖和50克蜂蜜搅匀，倒入盛好苹果的瓶内。密封后将瓶置于阴凉处，1个月后可以饮用。

饮用时倒出少量苹果醋，加10倍矿泉水，搅匀后再喝。味道酸甜可口，堪比果汁，还有很好的保护心血管的作用。

老醋蜇头

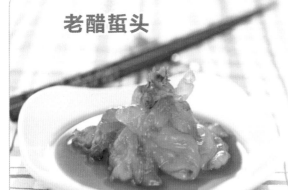

将海蜇头用清水浸泡4小时以上，中间换2次水，沥净水后放入盘中，加老陈醋、白糖、生抽、香油拌匀即可。

海蜇头含有类似于乙酰胆碱的物质，能扩张血管，降低血压，所含的甘露多糖胶质对防治动脉粥样硬化有一定功效。加醋拌食，效果加倍。

醋熘土豆丝

取250克土豆，去皮，洗净，切丝，放入凉水中洗2遍，浸泡15分钟，沥干水。取50克红尖椒切丝，1瓣大蒜切片。

炒锅上火烧热，倒入油，烧至七成热，下蒜片煸香，放入土豆丝翻炒1分钟，放入红尖椒丝，加白糖、盐，倒入米醋炒匀即可出锅。多加米醋，少放糖、盐，味道才好。

天然降脂药——茶

茶叶味苦、甘，性微寒，有强心利尿、抗菌消炎、收敛止泻等作用，可提神醒脑、清热解毒，对许多疾病都有一定的预防和调理作用。

茶是适合心血管病患者的优质饮品，主要表现在降脂、减肥方面。茶多酚对人体脂肪代谢有着重要作用。茶多酚，尤其是茶多酚中的儿茶素及其氧化产物茶黄素等，有助于降低人体胆固醇、甘油三酯等的含量，抑制血管内斑块增生，使凝血变清，抑制动脉粥样硬化的发生。此外，饮茶减肥最为简便易行，市售的许多减肥降脂茶就是以茶叶为基质的。茶叶中的咖啡因能提高胃液的分泌量，可以帮助消化，增强分解脂肪的能力。因此，饮茶有"久食令人瘦"、消脂去油的效果，非常适合肥胖及"三高"人群保健。

普洱茶

将普洱茶放入壶中，冲入沸水焖泡10分钟，即可倒出饮用。

普洱茶可健脾消食，去腻减脂，且不伤脾胃，胃寒兼肥胖、"三高"者最为适宜。

苦丁茶

将苦丁茶放入壶中，冲入沸水焖泡10分钟，即可倒出饮用。

苦丁茶味极苦，有消食化痰、消血脂、除烦退热、利尿的作用，但胃寒易泻者不宜。

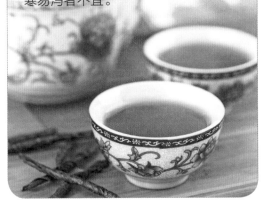

铁观音茶

将铁观音放入壶中，冲入沸水焖泡10分钟，即可倒出饮用。

铁观音是乌龙茶的代表，属于半发酵茶，可消脂减肥，又不寒不热，醇厚温和，适应人群较广。

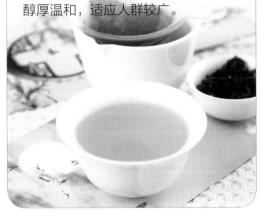

龙井茶

将龙井茶放入壶中，冲入沸水焖泡10分钟，即可倒出饮用。

此茶清热解毒，去火除烦，降压降脂。龙井茶是绿茶的代表，属于未发酵茶，比较寒凉，脾胃虚寒者不宜多饮。

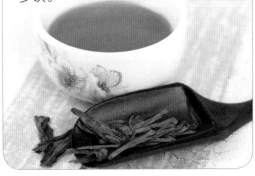

柠檬红茶

将红茶放入壶中，冲入沸水焖泡10分钟。倒出1杯晾至稍温时，放入1片柠檬片，温饮即可。

此茶可促进消化，去油腻，消脂肪，软化血管。红茶本身有养胃作用，脾胃虚弱者也可放心饮用。

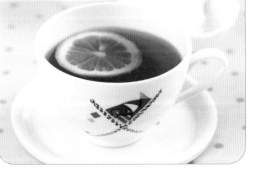

不是少抽烟，而是要坚决戒烟

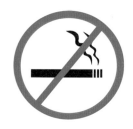

　　吸烟的危害显而易见，无须赘述。对于血管硬化者就更多一层危险。香烟燃烧后，形成的有毒物质一氧化碳、尼古丁和焦油，不光对肺有害，还会加速动脉硬化、高血压、冠心病、中风、外周血管病、癌症（尤其是肺癌）的形成，甚至会诱发猝死。

　　研究发现，每天吸1~4支烟，引起冠心病的危险比不吸烟者高67%。吸烟后由于肾上腺素和去甲肾上腺素的分泌增加，可使心跳加快、血压升高，损伤血管内膜，导致血管内膜变得毛糙，吸引胆固醇、脂肪沉积，造成动脉粥样硬化。一旦动脉硬化发生，与动脉紧密相连、靠血管运送血液营养的心、脑、肾、眼等全身器官都会受到影响，甚至形成血栓堵塞血管，并引发心肌梗死、脑梗死、脑出血、肾衰竭等严重并发症。对于已经有心脑血管病患者，抽烟可促使心室颤动的发生，甚至引起猝死。所以，心血管病患者不是要少抽烟而已，而是一定要下定决心，坚决戒烟。

酒要限量，小酌即可

　　冠心病患者能否喝酒，与吸烟比起来，这个问题要复杂很多，并非要严格禁止。

　　研究发现，饮酒与冠心病死亡率的关系呈V字形。即当少量饮酒时，冠心病死亡率呈下降趋势，而大量饮酒时则使冠心病死亡率呈上升趋势。

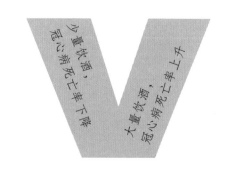

少量饮酒，
畅通心脑血管

少量饮酒有一定的好处，可扩张血管，降低血压，提高HDL（"好胆固醇"）水平，保护血管内膜，抗动脉硬化，抗血栓形成，改善胰岛素抵抗，提高血糖调节作用。

特别是红葡萄酒，含有多酚色素及黄酮类物质，可抑制血小板凝集，阻止冠状动脉内血栓形成和血液凝固，对心脑血管有明显的保护作用。"红酒泡洋葱"也是一种降血脂的好方法。

中医认为，酒能行药势，通血脉，润皮肤，散湿气。我国有不少用酒来治胸痛的记载，如丹参酒、瓜蒌薤白酒等，对缓解胸闷、心绞痛有一定的作用。

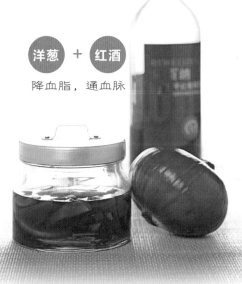

洋葱 + 红酒

降血脂，通血脉

大量饮酒，
增加心血管意外

如果大量饮酒，尤其是平均每日达100克以上时，则甘油三酯和LDL（"坏胆固醇"）随饮酒量增多而逐步增高，会促进动脉粥样硬化的形成，并增加心脏和肝脏的负担，直接损伤心肌，加重或诱发心律失常，促发心绞痛或心肌梗死、脑出血等，增加猝死发生率。

此外，长期大量饮酒可导致酒精性肝硬化、酒精性心肌病、腹部肥胖（啤酒肚）、脂肪肝、酒精中毒等，严重的会引起死亡。

怎样饮酒才适当

冠心病患者在日常生活中可以饮酒，关键在于适量，要防止一次大量饮酒及长期过量饮酒。即便是少量，长期饮酒的话，还是会在不同程度上增加肝硬化、胃癌、心肌损伤的危险。所以，世界卫生组织并不推荐饮酒作为预防冠心病的措施。

酒毕竟是辛热之品，小饮怡情，大饮伤身，一定要注意限量。一般每天白酒不超过25毫升（半两），红酒不超过100毫升，啤酒不超过200毫升。

原本没有喝酒习惯的人，更不要为了畅通血管去喝酒。尤其是白酒，能不喝就不喝，红葡萄酒也不建议长期饮用。

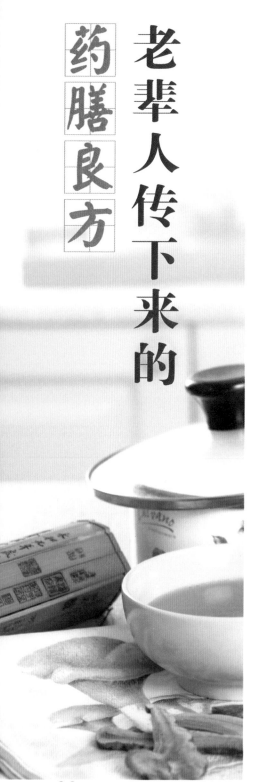

老辈人传下来的药膳良方

中医典籍中的食疗方

冠心病属于中医的胸痹、真心痛、厥心痛范畴。"心痹者脉不通"，此病大多是由于气血不足、痰瘀阻络，导致不通则痛。临床表现随个体不同而有很大差别，多见虚损的症候，需辨证施治。

历代医家针对不同类型的胸痹、真心痛和厥心痛的记载散见于诸多医籍之中。我们这里搜集了一些有据可查的药膳食疗方。

把中药材加入日常饮食之中，是我国"药食同源"的具体体现。它虽不如服药来得立竿见影，但使用量小，性质温和，安全可靠，而且口感较好，接受度高，便于坚持。日积月累，药膳食疗往往能起到治未病、防发展、减痛苦、少发作的独特作用。

中医对冠心病的分型主要有以下五大类，根据不同的病因及症状，有相应的治疗原则以及不同的常用中药材，患者可根据自己的情况加以选择。

冠心病的中医分型、治疗原则及药物

冠心病类型	主要症状	治疗原则	常用中药材
寒滞心脉	心痛剧烈，胸闷气短，心悸，恶寒肢冷，面色苍白，唇紫，舌淡紫，苔白	温通血脉	干姜、桂枝、肉桂等
心脉瘀阻	心痛如刺，剧烈难忍，胸闷心悸，面唇青紫，舌暗或有瘀点	活血化瘀	当归、丹参、红花、川芎、三七、桃仁等
痰热扰心	胸闷如窒，心痛不休，口苦口干，或体胖痰多而稠，舌红，苔黄腻	清热，化痰，宽胸	黄连、半夏、香附、瓜蒌、枳壳、陈皮、橘络等
气阴两虚	胸闷心痛，气短，神疲乏力，心烦失眠，眩晕，便结，舌红少苔	补益心气，滋补心阴	西洋参、黄芪、麦冬等
心阳虚脱	胸痛剧烈，胸闷气短，面色苍灰，焦虑不安，四肢厥冷，冷汗不止，口唇青紫，舌质紫暗，苔白滑	回阳固脱	人参、附子、肉桂、干姜等

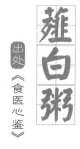

薤白粥

出处 《食医心鉴》

薤(xiè)白

薤白，别名小根蒜、山蒜、苦蒜、野蒜、小独蒜，鳞茎作药用，也可作蔬菜食用。薤白辛散苦降、温通滑利，有通阳散结、行气导滞的功效，善散阴寒之凝滞，通胸阳之闭结，为治胸痹心痛的要药。

日常食用以煮粥最宜，鲜品一般用量在30~50克。也可煎汤温服。

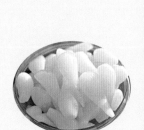

【**处方**】鲜薤白30~50克（干者10~15克），粳米100克。

【**制法**】薤白清洗干净，切成碎米粒状。粳米淘洗干净，放入锅内，加薤白、清水，上火烧开，改小火慢慢熬煮成粥。

【**功能主治**】理气宽胸，通阳散结，止痛。适宜于冠心病胸闷不适或心绞痛。

【**用法用量**】每日早晚温食。

【**注意**】阴虚、发热者不宜多服、久服。

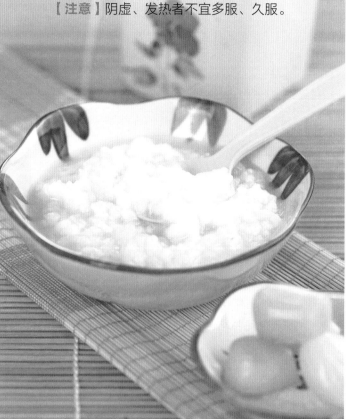

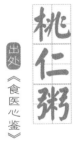

桃仁粥

出处 《食医心鉴》

【**处方**】桃仁10～15克，粳米50～100克。

【**制法**】先将桃仁捣烂如泥，加水研汁，同粳米煮为稀粥。

【**功能主治**】活血通络，化瘀止痛。适用于高血压、冠心病、心绞痛等。

【**用法用量**】每日1次，5～7天为一疗程。

【**注意**】孕妇忌用。

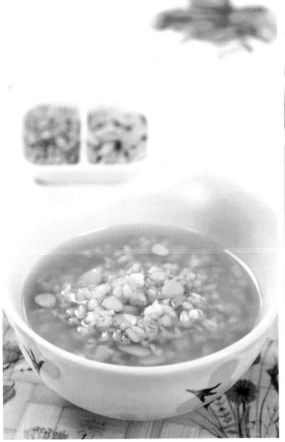

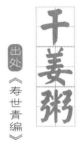

干姜粥

出处 《寿世青编》

【**处方**】粳米120克，干姜、高良姜各5克。

【**制法**】干姜、高良姜切片，与粳米一起加水煮为稀粥，趁热食用。

【**功能主治**】温暖脾胃，散寒止痛。主寒邪所致心痛、胸腹胀痛、呕吐、呃逆、肠鸣腹泻等。

【**用法用量**】随餐食用，每日1次。

【**注意**】凡患有实热证以及阴虚内热的患者不宜服用。

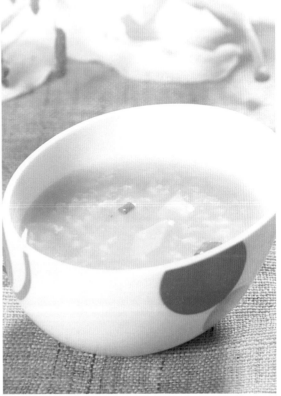

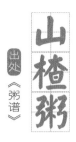

山楂粥

出处 《粥谱》

【处方】山楂15克，粳米50克，冰糖适量。

【制法】将山楂洗净，用温水泡发，放入砂锅，倒入淘洗净的粳米，加适量水，熬煮至黏稠时放入冰糖，待冰糖融化起锅即可。

【功能主治】消积食，散瘀血。可治老年性心力衰竭、高脂血症、冠心病等。

【用法用量】每日1次，温食。

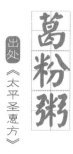

葛粉粥

出处 《太平圣惠方》

【处方】葛粉120克，粳米150克。

【制法】先将粳米煮为稠粥，再调入葛粉略煮，拌匀食用。

【功能主治】清热生津止渴，降血压。主治胸中烦热，口渴心烦，用于高血压、冠心病、心绞痛、老年性糖尿病、慢性脾虚泄泻等。

【用法用量】每日1次，温食。

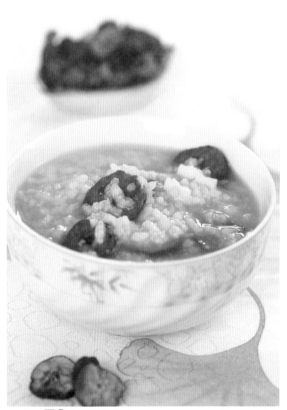

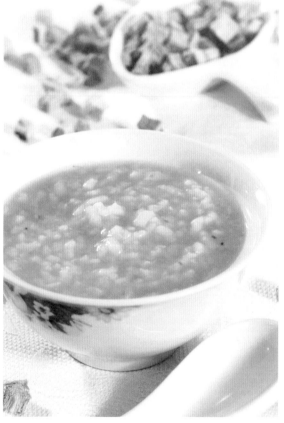

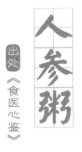

人参粥

出处《食医心鉴》

【处方】人参10克，茯苓20克，麦门冬10克，粳米100克，冰糖适量。

【制法】将人参、茯苓、麦门冬以水煎至800毫升，去渣取汁。将米洗净，放入药汁内熬煮成粥，加适量冰糖调味食用。

【功能主治】补五脏，抗衰老。防治高脂血症、冠心病、老年性浮肿、肥胖等。

【用法用量】适量温食。

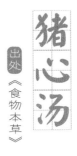

猪心汤

出处《食物本草》

【处方】猪心1枚，胡椒粉、盐、料酒、姜片各适量。

【制法】先将猪心洗净，切片，焯水。煮锅加水烧开，放入猪心、料酒、姜片，煮20分钟，再调入盐、胡椒粉即成。

【功能主治】养心，止痛，用于防治胸痹、心悸。

【用法用量】适量温食。

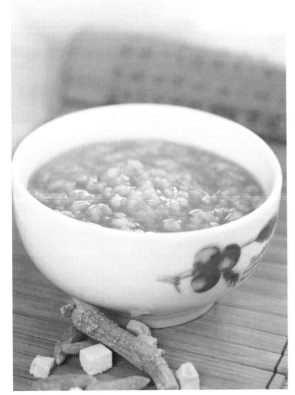

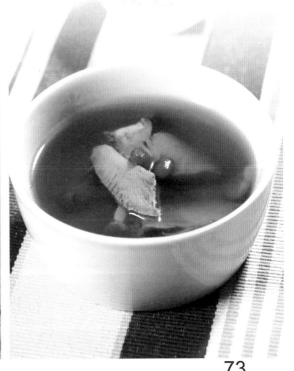

丹参

味苦，性微寒，归心、肝经。可祛瘀止痛，活血通络，清心除烦。用于冠心病、心绞痛、胸腹刺痛、热痹疼痛、疮疡肿痛、心烦不眠等。

人参

味甘，微苦，性平，归脾、肺、心经。可大补元气，复脉固脱，补脾益肺，生津，安神。用于脾虚食少、肺虚喘咳、内热消渴、久病虚羸、惊悸失眠、心力衰竭、心源性休克等。

党参

味甘，性平，归脾、肺经。可补中益气，健脾益肺。用于脾肺虚弱、气短心悸、食少便溏、虚喘咳嗽、内热消渴等。补虚作用与人参相似，而药力较弱，更适合在药膳中添加。

丹参酒

出处 《太平圣惠方》

【处方】上等丹参30克，米酒500克。

【制法】将丹参装进纱布袋，泡入米酒中，约7天后即可服用。

【功能主治】补气活血，养血安神。常用于神经衰弱、健忘失眠及冠心病的防治。

【用法用量】每次10毫升，温服。

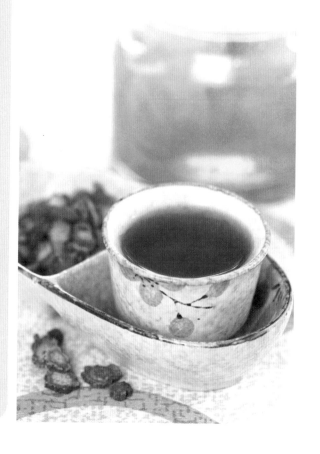

生脉饮

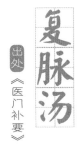

出处 《中国药典》

【处方】党参10克，麦冬15克，五味子10克。

【制法】以上材料共置于茶壶中，以沸水冲泡，加盖闷泡15分钟，即可饮用。

【功能主治】益气复脉，养阴生津。用于气阴两亏、心悸气短、脉微自汗。

【用法用量】代茶频饮，每日1剂。

【注意】原方为人参，也可用党参、太子参替代，药力稍弱。

复脉汤

出处 《医门补要》

【处方】炙甘草6克，西洋参、火麻仁、地黄各15克，麦冬10克。

【制法】将以上药材加水煎服。

【功能主治】益阴生脉。治疗气阴亏虚、心悸、口干舌燥。

【用法用量】每日1次，温食。

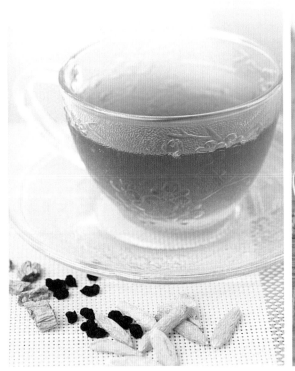

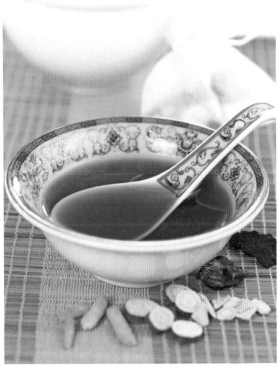

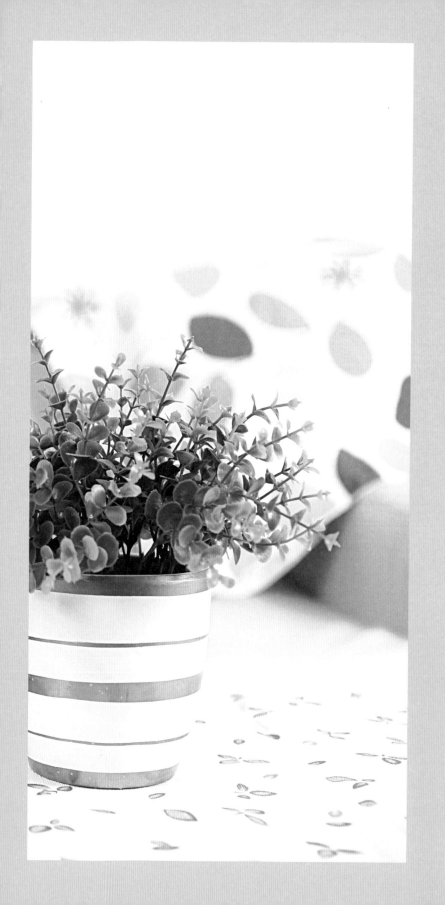

第三章

留意生活起居中的
养心学问

日常起居中有很多容易忽视的小细节

从环境、睡眠、洗浴、排便、穿戴、外出

到不同季节的调养

再到冠心病的家庭急救常识、术后养护方法

看似鸡毛蒜皮、零零碎碎

但不引起重视的话，往往会引发心血管的大危机

关注生活起居，稳定病情防复发

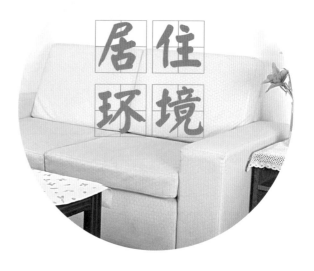

居住环境

良好的居住环境是冠心病患者养病、保健的重要因素之一。人的一生有将近2/3的时间在居室内度过，退休后老人在家的时间就更长。宜人的居住环境可以使人身心放松，缓解疲劳，而不良的环境会让人烦躁、郁闷、堵心，甚至会加重或诱发疾病。

有不少人在选房或家居布置时要看风水，其实就是察看和改善环境，有一定的道理，可以借鉴一下。

尤其对于居家时间长的老年人、慢性病患者来说，大小适中、环境安静、通风透光、生活方便、离医院近、有健身场所的，就是好住宅。

远离噪音

大多数冠心病患者都比一般人更害怕嘈杂、喧闹的环境，如楼下的车太吵、孩子太闹、楼上有人弹琴、楼下有人跳舞等，夜间更是有点响动就睡不了觉。常人觉得可以容忍的响动，对于冠心病患者来说，可能就属于噪音，难以承受。身处嘈杂的环境中，冠心病患者往往会心慌、头晕、头痛、紧张、烦躁，如果自身心理调节能力较弱，容易控制不住情绪，出现一些过激反应。

冠心病患者应尽量避免噪音，噪音较大或嘈杂的环境会加重血压起伏，给心血管带来较大的冲击。

对于冠心病患者来说，最好选择环境安静、远离交通主干道、邻里和睦的小区居住，有利于远离噪音，调养身心。

采光充足，色调柔和

房间要保证采光充足。阳光洒满房间不仅能让人吸收阳气，而且有助于驱散心底的阴霾，带来好心情。阴暗的房间会让人压抑，生命力减弱。冠心病患者常常心理负担重，而看似简单的"阳光疗法"就能起到意想不到的调节作用。

色彩对情绪的影响也较大。房间的颜色及家居装饰不要黑暗压抑，应温暖明快。一般认为，柔和的浅色，如乳白、浅蓝、浅绿、米色、木本色等对平稳情绪有利，而浓重的黑、灰、紫、褐等颜色会让人压抑。鲜艳刺激的大红、明黄等，又容易让人情绪激动，难以平静。所以，在选择墙壁、地板、家具、窗帘等大面积色彩时，要注意以上原则，不管别人告诉你那些黑暗或刺激的色彩有多酷、多时髦，都应尽量避免。

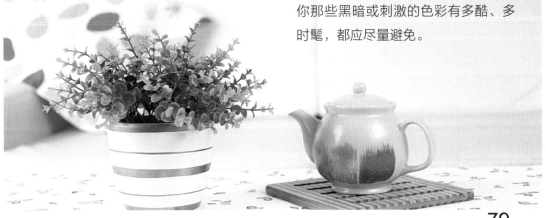

保持良好的通风

保持适宜的温度和湿度

房间的空气对流、通风换气对于健康来说，也是非常重要的。

一般以南北通透的住房为最佳，这样居室内不留死角，换气充分。通风差的房间不仅仅有异味，而且空气含氧量少，容易让人因缺氧而感到头晕脑涨、昏昏欲睡，甚至诱发心肌缺血、脑梗等。

即便是在寒冷的冬季，居室通风也不能少于每天2次，否则容易引起室内缺氧。一般一次开窗、开门通风20分钟，整个房间的空气就可以焕然一新。

注意：最好不要使用空气清新剂，它可能会加重头晕、头痛，自然风才是最好的空气清新剂。

居室温度一般为：

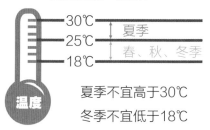

夏季不宜高于30℃
冬季不宜低于18℃

居室湿度一般为：

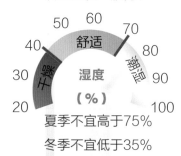

夏季不宜高于75%
冬季不宜低于35%

冠心病患者比较"娇气"，尤其怕冷、怕湿，待在阴冷潮湿的房间最容易发病。

如果室内温度不理想，最好使用取暖或制冷设备来调节室温。湿度太高时也要注意除湿。

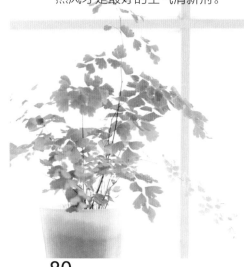

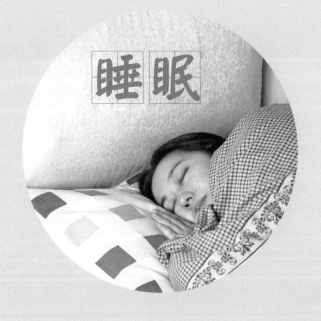

睡眠

　　睡眠是人体的自我修复方式，睡眠不足会引起人体代谢和内分泌功能紊乱、免疫力下降。

　　不少冠心病患者有睡眠障碍，主要表现为以下几点。

① 入睡困难，躺在床上很久也睡不着，时间往往超过1小时。

② 睡眠不稳，有轻微声响刺激便会醒来，并难以再入睡。

③ 早上很早就醒，往往比正常时间提前2小时以上，且难以再度入睡。

④ 睡眠不足，一般每天少于5小时。

　　老年人普遍有觉少、早醒的特点，而冠心病患者又比较敏感、容易紧张焦虑，且夜间容易出现心悸、胸闷，甚至心绞痛等症状，更加重了睡眠障碍。研究证实，睡眠与冠心病、心律失常、心绞痛、心力衰竭等都有非常密切的关系，睡眠时间不足或过长都不利于冠心病等慢性病的健康。所以，冠心病患者一定要格外关注睡眠问题。

睡好子午觉

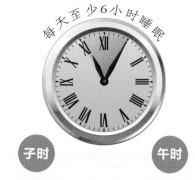

每天至少6小时睡眠

子时	午时
23点~次日1点 走胆经	11点~13点 走心经
阴气最盛，阳气衰弱 睡眠最能养阴	阳气最盛，阴气衰弱 睡眠最能养阳

每天要保证有6个小时以上的睡眠时间。如果晚上睡眠不足的话，可以通过睡午觉来弥补。最佳的睡眠时间又被称为"子午觉"，子时和午时都是阴阳交替之时，白天补阳，夜晚补阴，此时睡好了，对养阴、养阳可以起到事半功倍的效果。

熬夜犯大忌

要保证在子时进入深睡眠状态，就要保证在晚上11点之前上床入睡。

黑白颠倒的生活是大忌。很多从事写作、创作的人都有黑白颠倒的生活习惯，还有不少从事倒班工作的医生、护士、工人或服务行业人员。这样的生活对健康不利，会造成人体生物钟紊乱。时间长了，对人体内分泌系统、心血管系统、神经系统、消化系统等都会产生影响，最容易引起阳气亏虚、阴液损耗、代谢失调，从而引起或加重心血管疾病。

但另一方面，最好不要一次性连续睡12小时以上，睡得时间太长，人会感到疲惫，越睡越累，越睡越困，越睡越懒，同样不利于心血管健康。

每天午睡半小时

午时是养心的最佳时间。一般在吃完午餐10分钟后，小睡或闭目休息30分钟左右，最多不要超过1小时，可起到提神醒脑、补充精力、提高工作效率、缓解紧张、调整情绪的作用。即使不能够睡觉，也应"入静"，使心血管系统舒缓，减少心脏消耗和动脉压力，有利于降低冠心病患者发生心梗的概率。

工作忙碌的人尤其应重视午觉，正所谓"磨刀不误砍柴工"，此时休息一会儿绝不是浪费时间，而是给身体加油打气，补充能量，以更充沛的精力来应对下午繁重的工作。

没有条件午睡可以仰坐在椅子或沙发上闭目养神，脚下放个小凳子，把腿抬高休息。

注意睡眠姿势

冠心病患者宜采用头高脚低、右侧卧位的睡姿。最好不要采用左侧卧或俯卧姿势。

睡眠时头高脚低，可减少回心血量，减轻心脏负荷，让心脏轻松一些。若病情严重，已出现心衰，则宜采用半卧位，即将上半身抬高的半坐半卧姿势，这样可以减轻呼吸困难的状况。

采用右侧卧位、双腿稍曲时，全身肌肉松弛，心脏不受压迫，呼吸通畅，供氧充足，有利于循环功能的调节，减少心绞痛的发生。大家注意过吗，寺院里所有卧佛的卧姿塑像都是右侧卧位，因为这是真正对人体有益的睡姿。

睡眠时还要注意：手不要压迫胸部，更不要用被单蒙头而睡，否则容易加重缺氧、胸闷、心悸症状，做噩梦的概率也会增加。

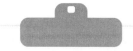

切忌趴在桌上睡觉

伏案睡觉会减少头部供血，让人睡醒后出现头昏、眼花、乏力等一系列大脑缺血、缺氧的症状。同时，由于趴在桌上睡觉，心肺处于憋闷状态，呼吸不畅，且多处神经受到压迫，睡觉时往往感到心中焦虑、睡不踏实，甚至做噩梦。不少上班族中午都是这样凑合一下，其实，这样的姿势还不如不睡。

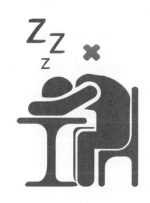

头高脚低 ✔
右侧卧位 ✔

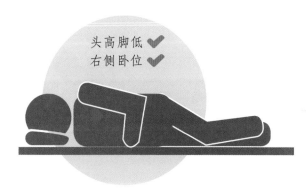

选择合适的卧具

床架及床垫

冠心病患者应选择软硬、高低适中的床。床架应宽大、结实、稳定，以木板质地为宜。床架上面垫上中等厚度的床垫为佳。

床垫不宜太硬或太软。最好不要睡太软的席梦思床、弹簧床、水床等，否则身体陷在里面，会加重眩晕感，稳定性不足又会让睡眠不实，且翻动、起床时都会更费力。不少老年人喜欢睡偏硬的床，但太硬的床垫又容易伤害筋骨、关节，尤其对于老年人，睡得时间长了，易发生腰酸腿疼以及颈椎、腰椎疼痛等问题。

在高度上，加上床垫后，床的高度在膝盖以上1~2厘米，即距地面46~50厘米最为适宜。

被褥

被褥、床单均应整洁、柔软、厚度适中，以纯棉质地为佳。床垫或被褥过厚，易引起闷热，过薄又易受寒，都会直接影响睡眠质量。

枕头

枕头宜高度、厚度、弹性适度。高度为15~20厘米为宜。要稍柔软些，又不失一定硬度，才能既减少枕头与头皮之间的压强，又保持不均匀的压力，有利于脑部血液循环。

在质地上，除了海绵枕外，血压偏高、有头晕眼花等状况者也可以用荞麦皮、菊花、茶叶等填充的药枕。

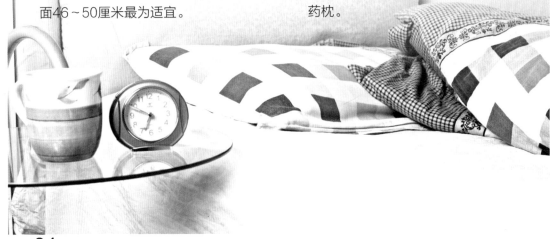

床头自备急救药盒

急救药盒是冠心病患者不可缺少的"伴侣"。夜间是心悸、心绞痛、心梗、中风、心衰、猝死等高发的时间，意外可能说来就来，防不胜防，所以，冠心病患者要准备好急救药盒，每天放在床头触手可及的地方。白天，这个救急药盒也可随身携带，以备不时之需。

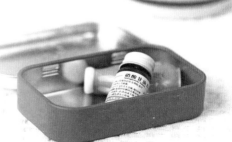

根据病情来选药，用药越早越好

一般来说，心绞痛发作时应服用速效硝酸甘油片或速效救心片，舌下含服。但由于每个患者的病情不同，急救用药也有一定差别，如伴有失眠、心律不齐、心跳过慢、血压偏低等问题者，还要配备其他药物。在药品选择上，一定要以医嘱为准。

心绞痛发作时用药越早越好，有时用药延迟几分钟甚至几秒钟，其后果就不堪设想。

注意存放，定期检查

有些药物怕潮湿或怕挤压、怕光照，应注意存放条件。药物要经常检查，看看种类是否齐全，查遗补缺。如果有变质、破碎、过期的药品必须及时更换，以免影响药效。

准备一个专用药盒

现在药盒的种类很多，也很实用，多是分隔断、带标记的，便于辨识。如果是单一药物，就没必要再另备药盒，但如果是多种药物，还是用可以分装的组合药盒更好，外出随身携带也很方便。

不宜单独睡觉

冠心病患者夜间不宜独居一室睡觉，最好有家人陪同，以防发生意外。同室居住的人要经常注意患者是否出现异常变化，如发现鼾声异常、大口喘息或自诉胸闷、胸痛等不适时，应尽快使用患者置于床头的急救药品，并立即就近送医院诊治。

避免夜间受寒

冠心病最怕受寒,而夜间是一天中温度最低的时候,阴气最盛,所以,夜间一定要做好保暖工作,避免受寒而引起心血管意外或感冒。

受寒有以下几种可能,冠心病患者尤其要注意这些细节。

① 门窗漏风:在冬季或风大、阴冷时,卧室的门窗一定要关严,以防风寒邪气侵入人体。

② 铺盖不暖或太厚:有时会没有预计到夜晚的温度变化情况,盖得少了容易受寒,而盖得太厚,同样容易因出汗后着风而受寒,所以,铺盖不合适一定要及时更换,不能凑合。

③ 起夜受寒:不少老年人有起夜的习惯,如果没有注意保暖,很可能会受寒。天冷时,临睡前最好在床边准备一件厚外套,以备起夜时用。鞋子选择带后跟的拖鞋比较好,可以防范扫地风,避免脚部受寒。

④ 起夜喝凉水:医生建议半夜里起来喝些水,可以降低血液黏稠度。但如果半夜起来喝凉水的话,容易使身体受寒。

睡前准备3杯水

睡觉前准备好3杯水,对稀释血液、预防心血管意外有特别的意义。

睡前1杯水

晚上睡觉前半小时左右要喝一杯水,不要怕夜间多尿而不敢饮水,进水量不足,会使夜间血液黏稠。

起夜1杯水

半夜起来上厕所后要喝一杯水,可以缓解口渴,稀释血液,改善血液循环,尤其在干燥的季节更为重要。但此时切忌喝凉水。如果不是非常渴,喝半杯也行。

晨起1杯水

早晨睡醒之后喝一杯水,可以缓解血压飙升,降低血液黏稠度,预防脑血栓的发生。

准备水的方法

喝水最好是温热的白开水，切忌喝凉水。

床头柜上放一个保温杯，一般晚上倒入95℃的水，6~8小时后，水温可在30~40℃，清晨起来喝，温度刚好。如果半夜起来想喝水，温度也可以。

如果没有保温杯，可以在床头放半杯凉白开，外加一个袖珍热水瓶，清晨兑一些热水，也比较方便。

一杯水的量在100~200毫升，可根据需要灵活掌握。

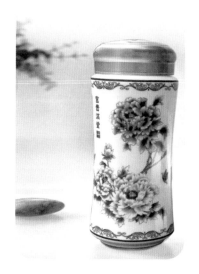

早晨起床的 3个"半分钟"

清晨是冠心病患者心绞痛、心肌梗死、脑血栓的高发时间，而最危险的是起床的一刹那，又被称为"魔鬼时刻"。因此，早晨醒来切勿仓促穿衣、马上下床，而是要遵循三个"半分钟"的原则。

仰卧半分钟 醒来后先保持仰卧姿势半分钟，可做深呼吸、伸懒腰、活动四肢，或用手指尖按摩一会儿头皮，让身体彻底苏醒。

坐起半分钟 慢慢坐起，稍活动几次上肢，保持半分钟。此时可拿起床头准备好的水杯，慢慢喝完一杯白开水。

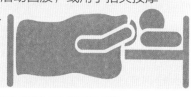

下床半分钟 将双腿下垂到床沿部位，静坐半分钟，天冷时可慢慢穿衣服，再穿上拖鞋，最后下床活动。

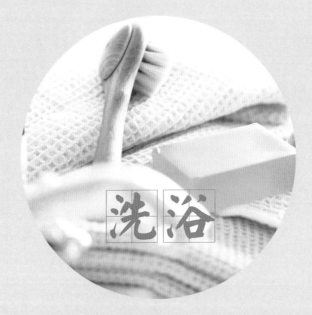

洗浴

洗浴相当于一次较强的体力劳动，且常常冷热刺激较大、空气不通畅、相对缺氧，很容易引起呼吸急促、心跳加快甚至心绞痛等意外的发生。所以，洗浴对于冠心病患者来说，是一件有一定风险的事情，必须小心应对。

提倡淋浴，减少泡澡

在洗浴方式的选择上，冠心病患者应尽量采用淋浴的方式，而减少泡澡、盆浴。

如果一定要泡澡的话，也要选用较浅的浴缸，水不能没过心脏位置。因为水压会加重心脏负担，再加上卫生间往往狭小密闭，空气闷热缺氧，不一会儿，就会感到胸闷、心跳加快甚至心痛。一旦晕倒滑入水中，连呼救的可能都没有，十分危险。另外，老年人腿脚不便，在进出浴缸时也很容易滑倒摔跤。所以，中老年冠心病患者还是远离泡浴为好。

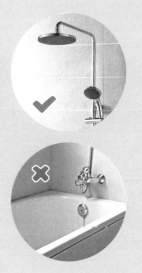

控制好水温

冠心病患者洗澡时应避免水温过高或过低，因为水温的冷热刺激都会增加心脏负担，易导致冠心病急症突发。

洗澡用温水最为安全舒适。一般来说，水温控制在25~40℃之间较好。

水温过高，可使全身毛细血管扩张，大量的血液涌入皮肤毛细血管，增加心脏负担，导致供应给心、脑等重要器官的血流急剧减少，引起头晕、疲乏、胸闷等症状，严重者可致晕厥、脑梗死、心肌梗死等。

水温过低，会对血管造成寒冷刺激，血管急剧收缩，冠状动脉痉挛，加重堵塞状况，容易诱发心绞痛、心肌梗死等意外。如直接用自来水冲澡，即便是在夏天，也不适合冠心病患者。更不用说冬泳、冰桶挑战之类的活动，简直就是致命游戏，有心血管疾病者切勿尝试！

洗澡要限时

即使是用温水淋浴，洗澡的时间也不能过长。在浴室淋浴的总时间最好控制在15~20分钟，最长也不能超过30分钟。

洗澡时间太久，空气不流通，浴室里水气蒸腾，潮湿闷热，时间长了，很容易造成大脑、心肌缺氧，发生头晕、胸闷、呼吸困难、心绞痛等问题，患有冠心病及高血压、动脉硬化的老年人，都极易发生中风和心肌梗死。

另一方面，老年人体力较弱，皮肤变薄，皮脂腺逐渐萎缩，洗澡过勤，时间过长，皮肤容易变得干燥，引起瘙痒等问题。

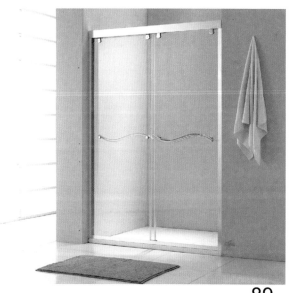

洗浴要注意的细节

除了洗澡方式、水温、时间等要素外，洗澡还有一些不为大家关注的小细节，如果不注意的话，也会给心血管疾病患者带来很大的麻烦，不可不知。

保证浴室温度和通风

冠心病患者要格外重视保暖。天冷时先打开浴霸，温度上来后再脱衣洗浴。洗完澡穿好衣服，开窗或开门透一会儿气，避免浴室和其他房间温差过大时出来着凉。不少浴室都没有窗户，洗澡时打开排风扇必不可少，否则就把门打开一条缝，保证有一定的空气流通，减少憋闷。

避免弯腰，小心滑倒

病情较重的冠心病患者洗头时应避免弯腰、低头，尽量取平卧位，就像理发馆洗头那样为好，由他人来帮忙，以保持呼吸道通畅。

在洗澡时要注意防滑，最好穿防滑拖鞋或铺防滑垫，尤其要当心因缺氧不适而晕倒。若洗澡时感到头晕、心慌，应立即停止洗浴，注意保暖，及时更换到通风处。

不要在运动后马上洗澡

运动后不要马上洗澡，最好是休息半小时后再洗。尤其是大量出汗后马上洗冷水澡更为不宜。运动量较大、出汗较多时，心脏已经负担很大了，再加上冷热刺激，雪上加霜，容易着凉感冒及发生心血管意外。

不要在饱餐后或饥饿时洗澡

洗澡时体力消耗较大，如果空腹，能量不足，容易发生低血糖、缺氧而晕倒，所以，切勿在饥饿状态下洗澡。而饱餐后肠胃工作旺盛，血流集中在消化系统，因此心肌的供血就会相对不足，心脏的负担较大。冠心病患者在此时洗浴，会使心脏和大脑更加缺氧、缺血，容易引发心绞痛及猝死。所以，洗澡应在饱餐至少半小时后再进行。

不要蒸桑拿

桑拿洗浴是不少人的喜好，但它并不适合冠心病患者。

桑拿房是一个比卫生间还要密闭、湿热的空间，温度一般都在40~50℃，空气湿度极大，含氧量很低，人体新陈代谢显著加快，回到心脏的血流量显著增多，加重了心脏的负担。在这样高温、高湿的环境里，即便是身体健康的人都会感到心跳加速、胸闷气短、呼吸不畅，更不要说有心血管疾病的人了。而且，出汗较多时，人体会有脱水可能，血液也会变得黏稠，很容易形成血栓，导致各种心血管疾病的发生。所以，不仅冠心病患者不适合，患有心肌病、高血压、低血压等人群也不适合蒸桑拿。

如果一定要蒸桑拿的话，以下几点一定要严格执行。

① 蒸桑拿时不要站立时间过长，应采取坐、卧等较低的体位。

② 每次进入桑拿房的时间不超过5分钟，感到胸闷不适马上停止。

③ 过度劳累或饥饿时切勿桑拿浴，以免引起虚脱、晕厥。

④ 在洗桑拿之前，最好喝一杯温热的白开水，洗完后再喝一杯，及时补充水分，以防出现脱水及血液黏稠的情况。

⑤ 随身带上急救药品，以防发生不测。

⑥ 最好有家人、朋友陪伴，不要一个人蒸桑拿。

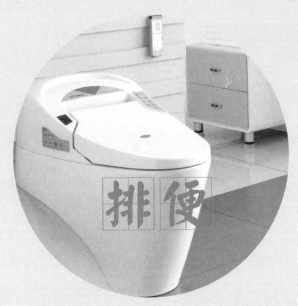

排便

不少冠心病患者都有便秘的情况，便秘又是诱发心律失常、心衰、猝死等的诱因。因此，冠心病患者一定要认真对待排便问题。很多老年人气血虚弱、阴亏肠燥、肠蠕动缓慢，有老年性便秘的困扰，在马桶上一坐就是半小时，如果再加上冠心病，危害就更严重了。

排便时过于用力易发生意外

便秘者过于用力排便有可能引起冠心病发作，出现心率加快、血压升高、面色苍白、出冷汗等，还常伴有头晕、心悸，甚至因心绞痛、心梗、脑梗发作而晕厥，猝死。

人在用力排便时全身肌肉紧张、血管收缩，导致血压骤升，同时由于长时间憋气，使胸腔和腹腔的压力增大，心脑血管承压过重，造成颅内压力剧增，容易导致脑血管或外周血管破裂，突发脑出血、脑梗死等意外。若突然用力，还会因腹压增高、精神紧张使机体出现应激反应，引起心肌暂时性缺血，导致心律失常或心肌梗死，甚至猝死。

改善便秘这样做

便秘是指排便次数减少（超过3天不排便）、便量减少、粪便干结、排便费力等。冠心病患者如果有这些情况，可参考以下方法来调理。

养成定时排便的习惯

从人体代谢时间规律上看，每天晨起至吃完早餐之后的这段时间最易排便，最好养成在此时排便的习惯。不管有没有便意，或者能不能排出，都去厕所蹲一会儿，长期坚持，便可形成定时排便的良好习惯。

晨起喝水

晨起空腹喝杯温白开水，有助于肠道蠕动，可促进排便。慢性便秘者可以喝些蜂蜜水，蜂蜜是润肠通便的佳品，非常适合老年性便秘患者。其他时间也要注意多喝水。

多吃高纤维食物

平时多吃些含纤维素多的食物，如全麦粉、糙米、玉米、芹菜、韭菜、菠菜和水果等，以增加膳食纤维，刺激肠道蠕动，对降低胆固醇也有好处。

适当吃些干果种仁

每天吃一把富含植物油脂的干果种仁，可起到润肠通便的作用，如核桃、松子、芝麻、杏仁等。

适当运动或按摩

增加日常的活动量也是改善便秘的重要环节，尤其要增强腹肌的锻炼。不适合进行剧烈运动的老人，可以自己做腹部按摩，用手掌围绕肚脐顺时针轻轻推按，可促进肠道蠕动。

选择药物

顽固的便秘可以适当服用药物，如"麻仁润肠丸"等相对平和的药物；非常严重的便秘，也可外用开塞露、甘油栓等栓剂辅助排便。

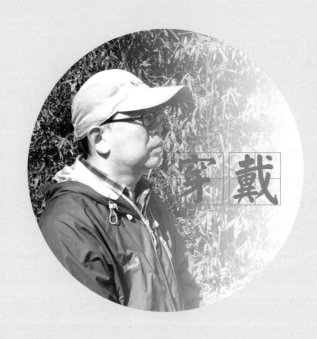

穿戴

冠心病患者穿戴要宽松、舒适、透气、保暖。内衣最好是纯棉材质、柔软、吸汗的服装。天冷的时候，尤其要注意头部、颈部、胸腹部和脚部的保暖，出门戴上帽子、围巾。对于其他的饰物，如手表、手链、手环等，都宜松不宜紧，以自然、舒适为度。

领口要宽松

颈部是血管、神经的聚集之处，也是给脑部供氧的重要通道。冠心病患者也常常伴随有颈动脉硬化的情况，脑部血运和供氧本来就不好，如果颈部太受束缚，会导致血管、神经受压迫，血液循环受阻，引起血压不稳、大脑供氧不足，脑梗的风险大大增加。所以，对于冠心病、高血压、动脉硬化等所有心血管病患者来说，都要衣领宽松，不系衬衫的第一粒扣子，最好不系领带、领结，不穿箍住脖子的高领衫。

勿把围巾当口罩

刮大风或寒冷季节，有人爱拿围巾当口罩，捂住口鼻，只露出眼睛。多数围巾由羊毛或纤维材料制成，易产生静电，吸附空气中的尘埃及有害物质。这些有害物质吸入体内的话，不仅会引发呼吸道疾病，还易加快动脉硬化、冠心病等心血管疾病的发展。此外，围巾围得太紧也容易引起呼吸困难、供氧不足等问题。

如果实在改不了这个习惯，要记得经常清洗围巾，不论是厚围巾还是薄丝巾，一周洗一次为宜。

不要穿紧身内衣

有不少女性为了形体优美，爱穿紧身内衣，甚至是塑形衣，重点更是放在胸部和腹部。而男性则常把腰带系得过紧，以勒平肚子。这些都会影响人体血液循环，使人体长时间处于憋闷的状态，使肌肉紧张、血管受压，易诱发血栓等心脑血管危险。所以，冠心病患者最好不要使用腹带、腰封、塑型文胸、塑身内衣、弹力裤袜等，尽量减少对身体的束缚，让身体更轻松自在。

鞋袜以舒适安全最紧要

冠心病患者在选择鞋袜时，要以宽松、舒适、安全、保暖、透气为最重要原则。

鞋太小、太紧会妨碍脚部血液流动，影响末梢血液循环，最好选择穿脱方便、平底或低跟、不用系鞋带、鞋底柔软的款式。鞋底稳定、防滑也很重要，可以减少摔倒概率。

袜子则要选择纯棉或速干的，既能保暖，又很透气。袜口不要太紧绷，以免影响血流，加重腿脚肿胀等不适。

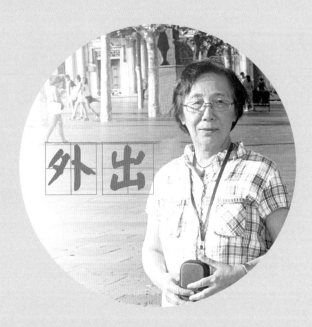

　　得了冠心病，也不是非要宅在家里，在身体条件允许的情况下，适当外出对身体是非常有益的，对调节情绪也起很大的作用。能动是福气，但也要有些特别的注意事项，不能太任性。

多晒晒太阳

　　晒太阳是最简单、方便、省钱的保养法，对冠心病患者也非常有效。阳光中的紫外线能促进人体合成维生素D，帮助人体对钙的吸收，且能增强人体活力，补充阳气，让人精神愉快，远离压抑、悲观等不良情绪，心态也更阳光。

　　经常外出活动就可以达到晒太阳的目的了，不必专门进行。老年人活动不便的话，可以在楼下或阳台上坐着晒太阳，并做些力所能及的活动。

　　夏季尽量不要让皮肤直接暴露在骄阳下，在树下阴凉处一样可以晒到。夏季过度晒太阳不仅会对皮肤造成伤害，也易引起头痛、胸闷。冬天在中午较温暖的时候，到户外散步半小时，即可满足需要。

忌不带急救药，必要时携带急救卡

有冠心病等心脑血管疾病的人，在外出时应随身携带急救药品，为了安全起见，最好随身携带急救卡，千万不能怕麻烦，或存在侥幸心理，两手空空地出门。"意外"之所以可怕，就是由于它的不可预知，这一点一定要切记。

前面我们提到过急救药盒，夜间睡觉时应放在随手可及处。而在外出活动的时候，也要把急救药盒时刻带在身上。换衣服时一定不能忘记将药盒装上。一般情况下，急救药盒应放在上衣或裤子口袋里。如果没有口袋，也可放在随身携带的包里，最好是最外面的固定位置，便于寻找。对装药盒的固定位置，家人都要熟知。

我们经常会听到有人在街上突然晕倒的事。一旦出现这样的意外，病人已无法表达，如果外衣兜里有张急救卡的话，可以让他人马上判断病情，不会延误宝贵的抢救时间。这张小小的卡片没准就能救你一命。

急救卡怎么写？

急救卡一般为名片大小，写有姓名、血型、病史、急救药位置以及家庭住址、家庭成员联系电话等，便于他人施救、送医和联络家人。

本书附录中有急救卡的模板，读者可以把自己的情况写好，剪下来插在出门必带的交通卡、钥匙包中。位置要明显易见，出门也不会忘了带。

 正面

我有冠心病 💓

如果您发现我有意外情况，请从我上衣左口袋取出硝酸甘油，放入我口中舌下，并按背面的地址和电话通知紧急联系人，同时尽快送我到医院抢救。

感谢您的帮助！

 背面

姓名：张**　　年龄：75　　血型：AB
家庭住址：北京市东城区**胡同19号102
紧急联系人：周先生
联系电话：1310125****

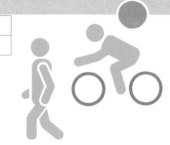

不挤公交、地铁，避开人流高峰

公交、地铁是大城市出行的快捷工具，但在上下班的人流高峰期，拥挤程度可谓"惊心动魄"。别说是冠心病患者，就是健康人也会感到身体憋闷、头晕脑涨、心情烦躁，心血管病患者最好远离这种拥挤嘈杂的场合。

如果要上下班的话，近途不妨选择骑自行车或步行，绿色环保，还能起到锻炼作用，远途还是自驾车或乘坐出租车比较安全舒适。

如果是不用赶时间上班，尽量避开上下班高峰出行，一方面减少因拥挤而发生的意外，给自己减负；另一方面，也是给城市交通减负，不添堵。

当然，在其他时间段出行的话，选择公交、地铁是完全没有问题的，也符合绿色出行的理念，应该提倡。

自驾出行，不宜开快车

开车需要注意力高度集中，路上也常有一些意想不到的路况和突发事件，容易造成精神紧张，促使血管收缩，引发心血管危象，现实中就有不少司机在开车时突发心脏病、甚至猝死的案例。

随着汽车的普及，自驾已经成为现代生活的一部分，完全禁止开车并不现实。如果病情经过治疗已稳定，经医生同意，冠心病患者是可以开车的。自驾出行时，以安全平稳为原则，不要开快车，避免在承受压力或精神紧张（如时间紧迫、天气恶劣、夜间、严重交通堵塞或超速等）的情况下驾驶，更不可飙车、开斗气车。

如果病情不稳定，且未经医生许可，要尽量避免自驾，还是把方向盘交给别人吧，这不光是为了自己安全，也是为了路人的安全。

不去喧闹、刺激的场所

冠心病患者比一般人更怕嘈杂、吵闹，心脏承受刺激的能力也比较差，身体易疲劳，情绪易激动失控。因此，尽量远离喧闹、刺激的场所，以减少发病的可能性，保持身心的平和宁静。

如KTV、舞厅、酒吧、摇滚音乐会等，这些地方人群密集躁动，音响声巨大，场所密闭、空气不佳，容易让人过于激动；体育比赛现场让人高度紧张，情绪起伏过大，心脏承受不了这样的刺激，不如在家看重播回放；游乐园里的一些游乐项目是在挑战身体极限，考验着精神的承受力，冠心病患者去的话，真的是在"玩命"。

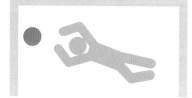

如果确实有以上的娱乐爱好，难以舍弃，或"舍命陪君子"，一定要亲临现场参加的话，记得带上急救药，并尽可能缩短时间。

不宜单独远游

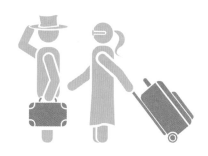

一个人出发，对于心血管病患者来说，可能不是一件安全的事。我们经常会听到有老年人在旅游途中突然发病的事情，有些要送医急救，而如果在一些偏远少医的地方，生命就会面临威胁。

所以，千万不要存在侥幸心理，一个人贸然出发。结伴出游是必选项。可与老伴、子女一同出行，也可约亲戚、好友、同事等比较熟悉的人一同前往。同伴最好能了解你的病情，知道如何急救。

在外面游玩的时候，也不要一个人行动，一定要有人一起结伴行动，切忌去做自己感兴趣的事而一个人掉队。冠心病患者本来就容易着急、紧张，遇到突发情况，可能会引发意外。

乘坐飞机，先做好检查

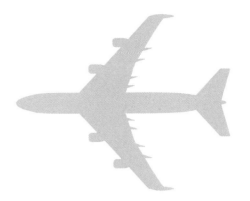

冠心病患者外出必须乘坐飞机时，一定要在病情稳定的条件下，经医生许可才行。飞机起降时重力变化、气压变化、体位变化，会给心血管带来额外的压力，且机舱内空间狭小密闭，活动受限，长时间乘坐易烦躁、胸闷、腿肿，对心血管患者非常不利。病情控制不好时，心脑血管意外的发生率明显增加。

乘坐飞机有明确要求，对于重度高血压、妊娠高血压、脑血管意外病后2周内、支架手术后2周内、心肌梗死病后1个月内的患者，严禁乘机。此外，近期血压起伏大、心血管及开颅术后恢复期、心功能低下、高龄（80岁以上）、合并糖尿病及肾脏损害或尿蛋白的患者，最好征得医生的同意再乘机。

旅行避开高寒地区

随着旅游热的升温，西藏、川西、青海等地区成为热点，但这些高寒地区的特点是海拔高、气温低，"高处不胜寒"，冠心病患者不宜前往，尤其是冬季，更为不宜。

寒冷刺激是诱发冠心病的一个重要因素，高原地区常常天气多变，忽冷忽热，风雪交加，对脆弱的心血管特别不利。此外，随着海拔的升高，空气中的氧气含量逐渐下降，一般到了海拔3000米时，大多数人会出现轻度的头痛、气喘、胸闷、乏力、头重脚轻、走路绵软等高原反应。4000米时，大多数人会出现严重的高原反应，5000米是生命的禁区，不宜长时间停留。对于冠心病患者来说，高原反应会加重心肌和大脑缺氧，从而突发心绞痛、心梗、脑梗等问题。

当然，如果病情较轻且稳定的话，也并非绝对不可以去。但需有人陪护、注意睡眠充足、防寒保暖、避免提重物。即便如此，超过4000米的地方还是不要考虑了。

避免过度疲劳

老人外出旅游是一件开心的事，但也是一件消耗体力的苦差事。尤其是给患有心脑血管疾病的老人安排旅游线路时，不宜跋山涉水，行程不要过于紧张，避免长时间在路上奔波，也不要选择舒适性和安全性都较差的线路。最好选择近郊等不是太远的地方，由家人全程陪同。如果想远行的话，最好就是一个地点住上几天，以一种修养度假的方式进行。不宜一天安排多个景点，或乘坐各类交通工具，在不同城市间奔波。

如果选择旅游团出行，可选择专为老人设计的线路，即老年团，一般行程安排不是太疲劳。当然最好也要有家人陪同。有些旅行社还配有随队医生，这样身体不好的老年人就更安心了。

冠心病患者适合去温暖的地方度假修养，对安养身心、稳定病情非常有帮助。不少北方的老年患者，在冬季去海南旅游修养一段时间，慢慢游玩，是不错的保养法。

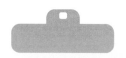

有心血管病的老年人不宜参加下列线路：

1 **走马观花的线路：** 如14天11国游，行程太紧，时差大，坐车时间长，过于疲劳。

2 **"驴友"探险线路：** 舒适性较差，气候变化大，卫生条件差，对体力要求高，容易出现意外。

3 **摄影发烧友线路：** 起早贪黑，无法保证休息，早晚温差大，比较疲劳。

4 **全程自由行：** 自由行要随机应变，途中会有很多意想不到的问题，老人容易着急上火、感到紧张。

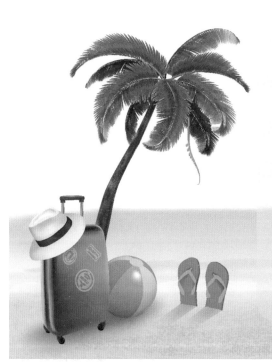

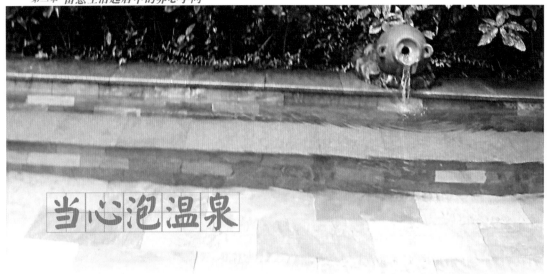

当心泡温泉

泡温泉是许多旅游地的特色，冠心病患者适当泡温泉是有好处的，可以扩张血管，促进血液循环。但病情较重、年纪偏大、体质虚弱者要格外小心。由于水温高，易耗气伤阴，时间长了会加重心肌缺血、缺氧，诱发心绞痛，心功能不全者还会引起心衰、休克等症状，血压过高者还可能会引起血压波动，甚至可能发生中风、心脏病等意外事件。

心脑血管病患者泡温泉时应掌握以下原则。

❶ **水温不要过热**：40℃左右的水温比较适合，不宜太热或太冷。

❷ **时间不能过长**：每浸泡5~10分钟出水坐一会儿，全程不要超过30分钟。这样可以保证心脏供血，不致产生胸闷、心慌、胸痛感。

❸ **水深不过胸**：水深会对胸壁、心脏产生一定的压力，引起胸闷、憋气、心慌、心率加快等问题。所以浸泡时以水不没及胸部心脏位置为宜。

❹ **缓慢出浴**：出浴时体位及温度改变都较大，容易导致脑供血不足，如果动作太快，容易出现头晕、头痛，严重者易摔倒。因此起身时应谨慎缓慢。

❺ **不要远离人群**：单独一个人泡温泉比较危险，一定要有家人陪同，或与熟悉的人在一起，万一有不适状况也有人关照。

❻ **及时饮水**：泡温泉出汗较多，消耗津液和体力，应适当饮淡盐水、矿泉水等，以迅速恢复体力，防止脱水。

❼ **带上急救药**：泡温泉记得随身携带急救药盒，以备不时之需。

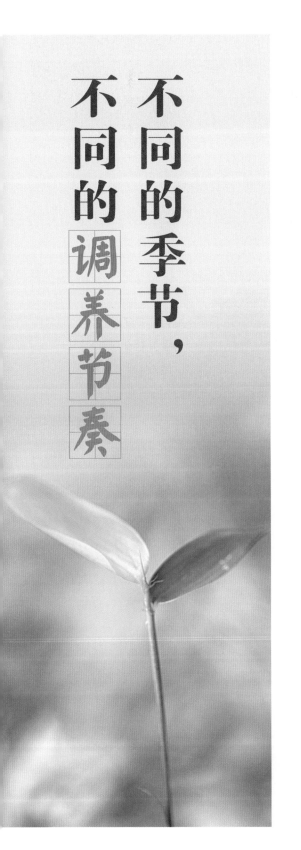

不同的季节，不同的调养节奏

春风、夏花、秋月、冬雪，四季轮回，生生不息。四时阴阳的变换是大自然的基本规律，心血管病患者在不同季节也要顺时而为，在生理和心理上去适应和调整，才能养护好血管，避免意外发生。

"天人合一"是我国的传统观念，天地与人本是一体，天地气候变化了，人体内在的生物钟及阴阳平衡也会随之调整，以保持和自然的同步。

中医经典《黄帝内经》讲了四季养生的法则："春生、夏长、秋收、冬藏。"四季一般按农历来算，每个季节包括6个节气，有明确的起止时间。人的日常起居按此规律养生则有益健康。如果违反大自然气候变化的规律就容易生病。

人类是大自然的孩子，在生活中观察自然，遵从、顺应自然规律，是中国人的生存哲学，也是防病、养病、治未病的养生大法。

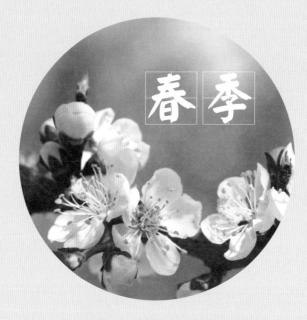

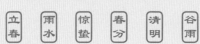

春三月，此谓发陈，天地俱生，万物以荣，夜卧早起，广步于庭，被发缓形，以使志生，生而勿杀，予而勿夺，赏而勿罚，此春气之应，养生之道也。逆之则伤肝，夏为寒变，奉长者少。

——《黄帝内经》

春天的三个月，是推陈出新、生命萌发的时令。天地自然都富有生气，万物欣欣向荣。此时，应该早睡早起，闲庭信步，穿戴宜宽松舒适，让心情开朗愉悦。要多施予，少争夺，多奖励，少惩罚，这是适应春季的时令、保养生发之气的方法。若违逆春生之气，便会损伤肝脏，使提供给夏长之气的条件不足，到夏季就会发生寒性病变。

春季乍暖还寒，冠心病复发率高

春季从立春开始，大地回暖，阳气上升，万物生机勃勃，但天气乍暖还寒，忽冷忽热，变化无常，且多有大风，风气通于肝，外风引动内风，易使肝气亢盛，造成血压明显波动，对心血管系统造成不良影响。

春季有"百草回芽，百病发作"之说，意思是患有宿疾者春天要当心病发。尤其在春分前后，许多病症易复发、加重。最应注意的就是高血压、冠心病、心肌梗死、脑卒中等心血管疾病。

注意避风邪，警惕倒春寒

春季疾病多与风邪相关。风为阳邪，具有升发、向上、向外的特性，故风邪常伤人上部和肌表，多见汗出、恶风、头痛、面部浮肿、中风等症状。中医认为"风为百病之长"，其他外邪多依附于风邪而入侵人体。如果人体脏腑虚而心气不足，则风邪最容易乘虚而伤心气。"虚邪贼风，避之有时"，对于心血管病患者来说，春季要特别注意避风邪。

"倒春寒"是指天气到了该变暖的时候却依然很冷，而且持续时间较长，忽冷忽热，以早春时节多见。这种气候会诱发心血管疾病，一旦出现倒春寒，各医院急诊处的急性中风和心肌梗死患者都会大幅增加。也有不少患者平时吃药比较稳定，倒春寒时虽然没有到发病急救的程度，但也会感到胸闷、憋气、乏力，非常不舒服。

因此，心血管病患者，尤其是中老年患者，不要过早脱下冬装，适当"春捂"是十分有必要的。"立春"之后，有时白天变暖了，但早晚还是相当寒冷，还要穿薄棉衣或轻羽绒外套。尤其是北方地区，真正能脱去棉衣，一般要在清明以后。

清晨锻炼防过度

春季早起进行适当晨练有益身心。早上是阳气升发的时候，通过晨练可以调动阳气，让人精力充沛，心情舒畅。但在晨练中一定要防止过度的问题。因为春季的温差较大，清晨时气温比较低，运动后出汗较多，容易发生心血管意外。

春季晨练不宜过早。春季应该早起，但也不要天没亮就出门。有些老年人凌晨四五点就出门锻炼，此时气温较低，又是人体各项机能较弱的时候，大地阳气还未上升，阴气仍较重，而且空气质量也不是很好，不是锻炼的最佳时间。最好等到天亮之后再外出锻炼。

此外，春季晨练不宜运动量过大，应以舒缓的运动为主，如步行、太极拳、体操等，以全身感觉伸展放松、微微发热为度。不宜进行长跑等运动量过大的运动，否则一冷一热、出汗太多，一旦心血管及心脏都承受不了这么大的负担，容易出现意外。

踏青赏春，舒畅心胸

春季草色青青，百花盛开，暖风拂面，一扫冬日的萧条景象，正是踏青游玩、赏春观景的好时候。此时莫负春光，不妨多去公园或郊外游玩，美好的景象会带给人正能量，让人身心阴霾全消、舒畅愉悦、心胸开阔、充满活力。

春季"生而勿杀，予而勿夺"。春游中对小草、嫩芽、鲜花、幼虫、小鸟等一切生命都应爱护，不要去伤害。如果能在春季植树、种花草或从事一些农耕，则是大善之举。

尽量不要去太热门的景点，以免旅途中或景区人群嘈杂，影响心情，甚至产生冲突，发生争执。如果有人冒犯了你或犯了过错，也要放宽心胸，多予谅解，不要轻易责骂、惩罚。

此外，春游还要注意防风保暖，不要过于疲劳，也不要太过兴奋、激动，注意控制和调节情绪。

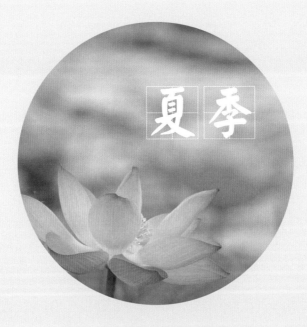

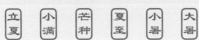

夏三月，此谓蕃秀，天地气交，万物华实，夜卧早起，无厌于日，使志无怒，使华英成秀，使气得泄，若所爱在外，此夏气之应，养长之道也。逆之则伤心，秋为痎疟，奉收者少，冬至重病。

——《黄帝内经》

夏天的三个月，是自然万物繁茂秀美的时令。天地之气相交，植物开花结果，生长旺盛。此时，应该晚睡早起，不要厌恶白天长，不要随便生气，要与夏天万物秀美的景象相应，使气机宣畅，对外界事物保持浓厚的兴趣。这是适应夏季气候，保护长养之气的方法。若违逆夏长之气，便会损害心脏，使提供给秋收之气的条件不足，到秋天容易发生疟疾，冬天再次发生疾病。

痎疟（jiē nüè），是中医里对疟疾之类疾病的通称。

春夏之交要当心

夏季属心,是最宜调养心神的季节,心血管病患者不妨利用夏季来好好安养,对改善病情非常有利。夏季容易心火亢盛,而出现口干舌燥、口腔溃疡、尿少尿黄、大便干结、心慌胸闷、烦躁失眠等症状。所以,夏季要注意清心火,防止心火过旺,扰动心神。

每逢5月春夏之交,心脑血管病患者就会在医院扎堆。这一方面是由于气候不稳定,冷暖变化频繁,早晚温差大,容易引起血压波动,诱发心脑血管疾病。另一方面,不少人天暖以后,一下子加大了活动量,生活作息、穿戴等都有很大改变,而身体一时调整不过来而病倒。所以,季节交替时,如果要改变生活起居,一定要循序渐进,不可短时间内变化太大。如外出运动要一点点加量,外出时间一点点变早,切忌突然改变,要给心血管留出充足的适应时间。

夏季腹泻,小心诱发心绞痛

夏季腹泻,易发于七八月份,夏秋之交。主要有以下3种情况。

① 由于此时天气依然炎热,人们易贪凉饮冷,吃较多的瓜果、饮料、冷冻食品、凉拌菜等,寒凉食品最易伤人脾胃、助长痰湿。

② 由于空调、风扇、洗澡等降温措施不当,寒气侵犯人体。

③ 由于暑多夹湿,湿邪容易困阻脾胃,导致胃肠功能失调,大便稀溏。

这3种情况可单独出现,也可以共同作用,但最终损伤的都是脾胃功能,使消化能力降低,出现腹泻。夏季腹泻一是损伤脾胃,使消化吸收能力减弱,营养供应不足,引起心气不足;二是造成人体水分大量丢失,血管里的血容量减少,血液黏稠,血运缓慢,引起心脏供血不足。这两方面都可以诱发心脑血管疾病。

所以,当冠心病患者出现腹泻时,一要积极治疗,二要特别注意防范心脑血管意外的发生。

炎热容易掩盖猝死信号

夏季如果高温持续在35℃以上，就容易增大猝死的概率。因为高温使人出汗过多，血液黏稠，血管内血栓形成的机会增大，容易引起心脑血管疾病突发。再加上湿度较大，空气闷热，含氧量低，情绪容易烦躁，引起心火暴亢，也是导致猝死的原因。

很多猝死者发病前都或多或少有一些征兆，如胸闷、胸痛、四肢乏力、头晕等，但通常是一过性的，而且表现不明显，尤其容易和暑热不适相混淆，很容易被忽视。

以心源性猝死为例，猝死发生前数分钟或数天可能就曾出现心前区疼痛、胸闷、疲劳、失眠、烦躁等现象。冠心病患者猝死前，多有心绞痛发作持续时间延长、胸痛程度加重的情况，或者表现为颈部的紧迫感及背部的不适。

这类人群最高危

❶ **中年男性**：40~50岁的男性是猝死的高发人群。尤其是社会责任重大的精英人士，长期处于紧张工作或巨大心理压力下，身心俱疲，更容易突发猝死，属于高危人群。

❷ **过度疲劳者**：重体力劳动者也是高危人群。特别是夏季长时间在烈日下从事重体力劳动或体育运动，除了会引发中暑，还会导致人体脱水，血液黏稠度增加，冠状动脉痉挛，导致心脏缺血而引发猝死。

❸ **擅自停药者**：按时服药是预防猝死的重要一环。不少冠心病患者在炎热的夏季自行停药，会使病情加重或恶化，遇到诱发因素，极易猝死。

这些情况要小心

❶ **运动中**：夏季剧烈运动如果超过人体负荷，易导致心肌梗死、心律失常或急性心力衰竭，发生猝死。因此，夏季运动要量力而行，注意饮水，如果出现胸闷胸痛、心慌气短等不适状况，一定要及时休息。

❷ **性爱中**：过度性兴奋容易引起严重的心律失常，甚至心脏骤停、脑出血等，成为猝死的诱发因素。

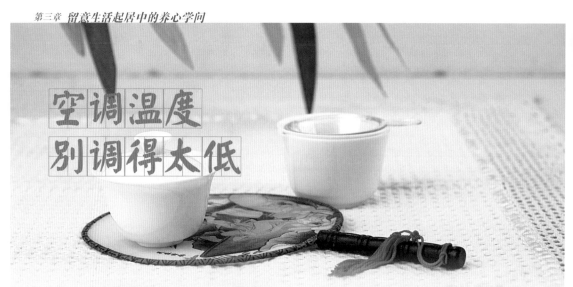

空调温度别调得太低

冠心病患者最好采用自然避暑的方法，如到树荫下、小河旁、早晚的小花园里，在自然环境下出点汗有利于健康。如果一定要使用空调要注意以下几点。

① 只开"除湿"功能就可让室内环境舒适很多，可缓解胸闷、憋气。

② 温度以25~30℃为宜，不要低于25℃，避免室内外温差过大。

③ 不要使用空调时间过长，整天待在空调房里闭门不出会加重心肌缺血、缺氧，而出现胸闷、头晕、心绞痛等症状，严重的可诱发心肌梗死。

④ 进入空调房之前要注意擦干身上的汗，以免受凉。

⑤ 要定时开窗换气，一天最好保持房间开窗通风2~3次。

⑥ 晚上睡觉时不要通宵开着空调，最好设个定时。或者开隔壁房间的空调，如在卧室睡觉，开客厅的空调，打开卧室门。

出汗多时不要严格控盐

心血管病患者的饮食应该控盐，但在夏季出汗较多时，要有所调整。

出汗过多会损伤心脏阴液，心火就容易亢盛，而出现口干舌燥、心烦急躁等现象。而且，人体出汗时，体内的盐分会随汗液流失，出汗过多，不仅人体缺水，还会引起人体电解质紊乱，严重时造成人体疲乏无力、头晕甚至昏迷。

所以，出汗较多的话，在及时补水的同时，还应该适当增加盐的含量，不要像平日那样严格控盐了。

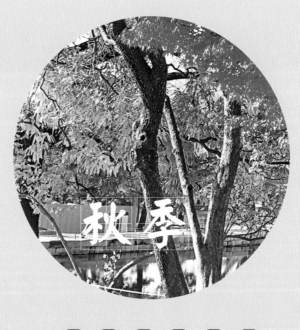

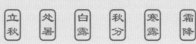

立秋　处暑　白露　秋分　寒露　霜降

　　秋三月，此谓容平，天气以急，地气以明，早卧早起，与鸡俱兴，使志安宁，以缓秋刑，收敛神气，使秋气平，无外其志，使肺气清，此秋气之应，养收之道也。逆之则伤肺，冬为飧泄，奉藏者少。

——《黄帝内经》

　　秋天的三个月，自然万物果实成熟饱满。天高风急，地气清肃，此时，人应早睡早起，以保持神志安宁，减缓秋季肃杀之气对人体的影响；收敛神气，以适应秋季的特征，不使神思外驰，以保持肺气的清爽，这是适应秋令的气候、保养收敛之气的方法。若违逆了秋收之气，就会伤害肺脏，使提供给冬藏之气的条件不足，到了冬天容易发生飧泄之病。

　　"飧(sūn)泄"是一个中医病症名，指因脾胃气虚阳弱、清阳不升所致的大便泄泻。

不宜"秋冻"，添衣要及时

在穿衣方面，一般人的规律是"春捂秋冻"，就是说，春天要晚点脱去厚衣，多捂一段时间，而秋天也要晚点添加厚衣，可适当冻一冻。"秋冻"主要是为了提高人体的耐受性，从而增强御寒能力。但对于心血管病患者来说，血管的弹性和适应性都会明显降低，调节能力变差，寒冷或冷热交替都是血管不能承受的，容易发生中风等意外，所以，"秋冻"隐藏着很大风险，不宜尝试。

冠心病患者最好还是根据气温变化及时添衣，尤其是早晚寒冷时，要及早穿外套。

注意养肺，增强免疫力

中医认为，肺主人体之气，掌管呼吸、免疫功能，并对应人体的皮肤、毛发。秋季天干物燥，燥邪很盛，最易伤肺，使人容易发生口鼻咽干、口渴、干咳少痰、胸闷气逆、皮肤干燥、心绪不宁等问题，也容易得感冒、肺炎等呼吸道疾病。所以，秋天最关键的是养肺。

养肺一方面要注意皮肤、腠理的保护，不让寒冷乘虚而入。另一方面，可以多吃些滋阴润燥的食物，如梨、百合、莲子、莲藕、荸荠、银耳等，以缓解秋燥，预防呼吸系统疾病。

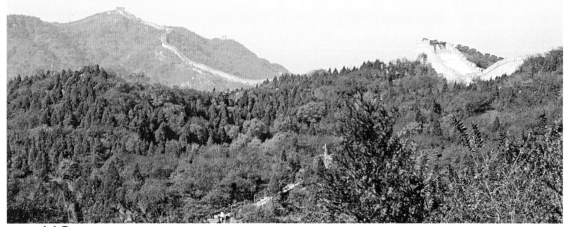

适度进补，不可盲目"贴秋膘"

"秋风起，进补时"。我国不论大江南北，秋季都有进补的传统，适度进补可弥补夏季的损耗、储备过冬的能量，是非常适宜的。

在南方，秋季进补以水鸭、甲鱼、乳鸽、麦冬、沙参、枸杞子、燕窝等滋阴药食为主。在北方，由于天气较寒冷，立秋就开始"贴秋膘"，以牛羊肉为主。但应注意，秋季如果红肉类吃得过多，尤其是羊肉，容易生内热、伤阴液，导致上火，反而耗伤肺气，加重秋燥。所以，适度进补即可，切勿盲目"贴秋膘"。

进补还要分清体质。如果是寒性体质，阳气本就不足，就不可过多进补甘寒滋阴之品，如梨、荸荠、麦冬等。而如果是热性体质，平时就容易阳盛或阴虚火旺，此时滋阴降火的补品最为适宜，容易燥热上火的肉类不宜多吃。

不要像诗人一样悲秋

秋天气温骤然下降，草木日渐掉落，天地有一种肃杀之气，人容易犯困、情绪低落，甚至出现心慌、多梦、失眠、郁闷的情况，这是一种"情绪疲软"，又被称为"低温抑郁症"，老年人更甚。所以，自古诗人多"悲秋"也有此原因。

冠心病患者本来就受外界影响较大，因此更要防范情绪变化。首先要从心态上调整，要看到秋天是成熟、收获、从容、美好的季节，不妨多外出郊游，开阔心胸，赏秋观景。读一读下面这些诗句，秋天原来如此美好。

> 一年一度秋风劲，不是春光，胜似春光，寥廓江天万里霜。——毛泽东《采桑子·重阳》
> 自古逢秋悲寂寥，我言秋日胜春朝。晴空一鹤排云上，便引诗情到碧霄。——唐·刘禹锡《秋词》
> 停车坐爱枫林晚，霜叶红于二月花。——唐·杜牧《山行》

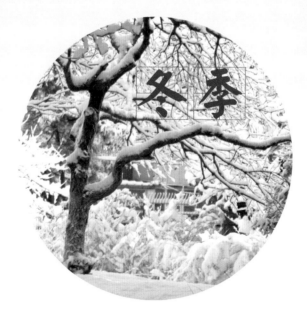

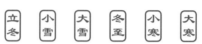

冬三月，此谓闭藏，水冰地坼，无扰乎阳，早卧晚起，必待日光，使志若伏若匿，若有私意，若已有得，去寒就温，无泄皮肤，使气亟夺，此冬气之应，养藏之道也。逆之则伤肾，春为痿厥，奉生者少。

——《黄帝内经》

冬天的三个月，是万物蛰藏、生机潜伏的时令。水寒成冰，大地冻裂，注意不要扰动阳气，此时，人应该早睡晚起，等到太阳照耀时起床为好，要使神志内藏，好像有隐私不外露，又好像得到了渴望的东西，要远离寒凉，求取温暖，减免皮肤的暴露而令阳气耗损，这是适应冬季的气候、保养人体闭藏机能的方法。若违逆了冬藏之气，就会损伤肾脏，使提供给春生之气的条件不足，春天就会发生痿厥之疾。

> "痿厥(wěi jué)" 是一个中医病症名，痿病兼见气血厥逆，以足痿弱不收为主证，表现为下肢痿弱、昏厥、气逆等。

冬季严寒侵袭，保暖就是保平安

冬季是心血管病患者最难过的季节，霜雪严寒对心血管是一种恶性刺激，冠心病患者易发生心绞痛、心肌梗死，高血压患者易发生脑出血和脑血栓。

血"遇热则行，遇寒则凝"，血管也符合"热胀冷缩"的原理，遇热扩张，遇冷收缩。在温热的情况下，血管扩张，血液流速加快，而在寒冷的环境中，血管收缩，血液凝结，流速较慢。一旦血管有粥样硬化、斑块或血栓等，更容易造成管壁狭窄甚至阻塞，血液通过更少，心脏供血不足，心肌缺血，进而引发中风、心绞痛、心肌梗死等病证。

因此，冬季最要注意的就是保暖，除了衣服鞋帽要厚实齐全外，还要避免长时间在户外活动、频繁出入温差过大的室内外等，切忌进行冷水浴、冬泳等活动。一定要记住"保暖就是保平安"这句话。有条件的北方老人去南方过冬，也是不错的选择。

冬季养肾，收藏精气不纵欲

冬季天寒地冻，万物蛰伏，要注意养肾藏精。尤其是阳气偏虚的心血管病患者，要多休息，不能过于疲劳，精力不要过度消耗和外泄，不要纵欲，抵抗力才不会下降。更不能让身体出汗过度，以免阳气外泄。虽然南方比较温暖，但四季的总趋势是一样的，也要以收藏为要。

在冬季，应减少连续工作、熬夜加班、酒席应酬、剧烈运动等，性欲、房事也要适当控制，这些都会消耗大量的精力，过度消耗不利于神志内藏、养护精气。

穿戴保暖别怕麻烦

马甲护住心肺：胸部是心肺所在，胸部保暖既可以暖心窝，也可以防感冒。冬季可穿加绒加厚的马甲背心，可以是贴身内衣，也可以是外穿的马甲，重点就是要护住心肺。

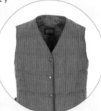

要戴帽子：头部散发热量很快，在温度4℃左右时，人体一半的热量是从头部散发出去的，温度越低，头部散热的比例越大。穿得再厚，没戴帽子，就像没有加盖的热水瓶那样，热气呼呼地往外冒。而且，头部的脑门、后脑部的风池穴等都是容易受风寒的部位，易引起头痛、头晕、感冒。所以，要特别注意头部保暖，出门应戴帽子，尤其要遮挡住脑门、后脑等部位。

要戴围巾：除了头部外，颈部也非常薄弱，又是咽喉要道，受寒易伤肺，引发呼吸道疾病。寒风从脖颈入内，也很容易伤及心肺，让上半身都感到寒冷。所以，寒冬出门时最好带上围巾，保护好脖颈部位。但围巾切勿系得太紧。

最好戴口罩：冬天不仅寒冷，还常有雾霾光顾。此时出门最好戴上一个棉布的口罩，能有效提高防风保暖、防尘护肺的效果，避免寒风对口鼻的刺激，也减少PM2.5等污染物对心血管的危害。口罩应经常清洗晾晒，保持卫生，这也是防病的重要细节。

穿保暖鞋袜：寒从脚上起，双脚保暖非常重要。在家中要穿带后跟的棉拖鞋，外出则要穿带绒或夹棉的鞋。袜子可选择加厚棉或羊毛袜，比较暖和。

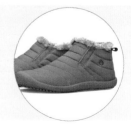

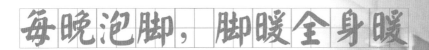

每晚泡脚，脚暖全身暖

寒从脚下起，脚暖全身暖。脚离人体的心脏最远，又承载人的体重，因此，这个地方最易出现血液循环障碍。很多冠心病患者都有小腿动脉硬化、斑块、血栓等问题，容易腿脚冰凉、水肿，到了冬季就更加严重。

冬季每晚用热水泡脚，可以促进血液循环，温助阳气，驱散寒邪，起到保暖、保健的作用。泡脚时，身体感到温暖，血液畅通，甚至微微出汗，再去入睡，睡眠质量会更好。泡脚后还可做一些足底按摩，有利于活化气血，畅通经络。

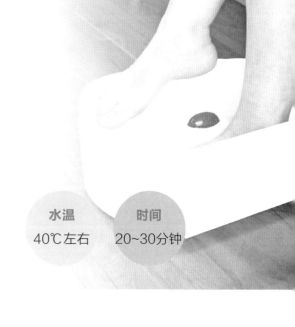

水温
40℃左右

时间
20~30分钟

过年应酬别太多

每年12月至来年的春节前后，是冠心病发病的高峰期，这个时间段年节集中，亲朋好友欢聚较多，人多喧闹，且单位工作进入总结阶段，少不了庆功、答谢、联络感情，不少职场人的饭局特别多。应酬频繁，加之饮食上不注意，大鱼大肉，烟酒破戒，又情绪激动，生活规律被打乱，往往让冠心病有了可乘之机，心绞痛、心肌梗死的发病率往往大幅攀升。

冠心病患者最好推掉不必要的应酬，尽可能保持原有的规律作息。如果是必须参加的聚餐酒宴，也要注意控制进食量，少吃肉类食物，远离烟酒。与人交谈时保持平常心，不论是喜还是忧，情绪都不要过分激动。如果参加打牌、打麻将等娱乐活动，时间不要太长，通宵熬夜的情况更是要避免。

及时救治，把危害降到最低

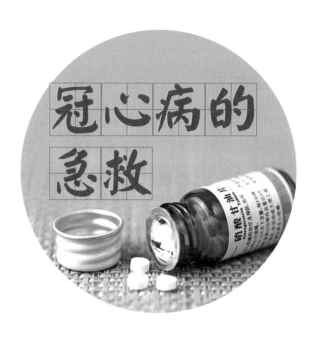

冠心病的急救

学习急救常识，争取救命时间

冠心病的急性发作一般有3个方面的症状：心绞痛、心肌梗死和急性心衰。这些急症的发作防不胜防，来势凶猛，严重的可发生猝死。

作为患者家属，掌握一些冠心病的发病特点、急救步骤，学会硝酸甘油等急救药的用法，熟知药品的位置，可以帮助患者争取更多的治疗和救命时间。

心绞痛的急救

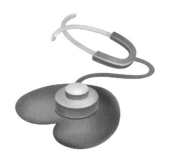

心绞痛是冠心病急症中最为多发和常见的。发病时，轻重缓急的程度不同，应注意辨别。冠心病发作时，胸痛的时间长短是重要信息。若长时间胸痛不能缓解，已经出现面色苍白、大汗淋漓、气喘等状况，可能就不是心绞痛这么简单了，应马上将患者送往医院，不可擅自主张，延误救治。

发病特征

疼痛部位： 主要在心前区，常放射至全胸和左肩内侧、颈部、下颌、上中腹部或双肩。不典型者可在胸骨下段、上腹部或心前压痛，有的仅有放射部位疼痛，如咽喉发闷、下颌痛、颈椎压痛。老年人症状常不典型，可仅感胸闷、气短、疲倦等。

疼痛性质： 为阵发性的前胸压榨性疼痛，有灼痛感、紧缩感、挤压感，伴有窒息或濒死的恐惧感，或有冷汗。

发作诱因： 体力劳动过度、情绪激动、饱餐后、寒冷、吸烟、心动过速、休克等均可诱发心绞痛。

持续时间： 疼痛一般持续3~5分钟，重度发作持续10~15分钟，但不会超过30分钟，否则就有心肌梗死的可能。在停止诱发活动后疼痛即缓解，舌下含服硝酸甘油也能使症状在几分钟内缓解。可数天或数周发作一次，也可一天内多次发作。

急救步骤

❶ 立即停止体力活动，静坐休息。设法消除寒冷、情绪激动等诱因。

❷ 用手轻轻按摩心前区，或用热水袋热敷心前区，以缓解冠状动脉强烈收缩。

❸ 做几次深呼吸，以改善体内缺氧状况。家里有氧气机的，可以吸氧。

❹ 立即舌下含化硝酸甘油（或其他急救药）1片。如未缓解，隔5~10分钟再含化1次，连续3次含化无效，胸痛持续15分钟以上者，有发生心肌梗死的可能，应立即送医院急救。

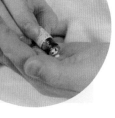

心肌梗死的急救

急性心肌梗死是冠状动脉急性、持续性缺血缺氧所引起的心肌坏死。临床上多有剧烈而持久的胸骨后疼痛，休息及硝酸酯类药物不能完全缓解，伴有血清心肌酶活性增高及进行性心电图变化，可并发心律失常、休克或心力衰竭，常可危及生命。

发

病

特

征

发病先兆： 心肌梗死发生前一周左右常有以下前驱症状。

① 在静息或轻微体力活动时发生心绞痛，部分患者会出现劳累后胸部不适。

② 感觉到明显的全身不适或疲倦感。

③ 第一次心绞痛发作的持续时间超过15分钟以上。

④ 原有的心绞痛症状加重，发作频繁，疼痛程度明显加重，持续时间延长，含服硝酸甘油效果不好。

⑤ 出现胃肠道症状，胸痛时可伴有恶心呕吐、腹胀、欲排大便的感觉。

⑥ 心慌，可伴有头昏、心律不齐。

发病表现： 前胸（以左侧为重）有持续性剧烈压迫感，闷塞感，甚至刀割样疼痛。部分病人可延左臂内侧至手指有放射性疼痛或麻刺感，也有的为肩部、颈部、下颌放射性疼痛，以左侧为主。疼痛部位与以前心绞痛部位一致，但持续更久，疼痛更重，休息和含化硝酸甘油不能缓解。伴有低热、烦躁不安、大汗、恶心、呕吐、心悸、头晕、极度乏力、呼吸困难、濒死感。持续30分钟以上，常达数小时。

发作诱因： 心梗突发事件多在清晨和上午发生，近50%的病例都有诱发因素。如情绪激动、暴饮暴食、脱水、便秘、呼吸道感染、低氧血症、低血糖、心动过速、短暂性脑缺血发作等。

容易忽视的不典型表现

① 无症状：一部分人的心梗没有明显疼痛的症状，即为不典型表现。这类病人平时没有什么不适，突然就发生了严重心梗及心源性猝死，其实其冠心病一直隐藏在体内，只是表现不明显。这种情况以老年人和糖尿病患者为多。所以，应特别注意平时的心脏保健。

② 异位疼痛：这是一种部位不典型的心梗。有的表现为上腹部疼痛，容易误诊为胃病等腹部疾病，还有的表现为下颌部疼痛，容易误诊为牙疼和咽喉炎。错误的判断往往影响救治时间。

急救步骤

不要搬动患者！

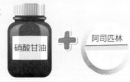

① 立即让患者原地静卧休息，停止一切活动。稳定情绪，避免激动，放松精神，保持镇静。不要奔走呼救，引起患者的惊慌和恐惧。必须注意的是，不要随便搬动患者，更不能扶患者步行去医院或背着患者去医院。

② 有条件的应测量血压、心率，密切注意心率变化。

③ 开窗通风，保持室内空气新鲜，同时解开患者的衣服，及时清除口腔的呕吐物，通畅呼吸。有条件的可立即吸氧。

④ 舌下含服硝酸甘油1片，隔5~10分钟再含化1次。如无禁忌证，应同时将300毫克阿司匹林嚼碎服用，也可分3次服用（每次100毫克），每隔5分钟服1次。

⑤ 拨打120急救电话，说明所在位置及患者病情。

⑥ 预防休克，可刺人中、合谷、涌泉穴。

硝酸甘油 + 阿司匹林

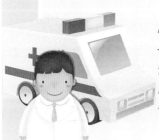

阿司匹林对降低心梗死亡率起着举足轻重的作用。怀疑急性心梗自救时，服用阿司匹林与不服用相比，死亡率可以降低30%，而且越早越好。在舌下含服硝酸甘油的同时，服用阿司匹林，可起到改善心脏供血的作用。所以，阿司匹林应成为冠心病患者急救药盒中的必备药物。

急性心衰的急救

急性心力衰竭是急性心肌梗死或慢性心力衰竭突然恶化所引起的急危重症，其中以左心室心衰为多，严重的可发生心源性休克或心搏骤停。如不能及时、有效地救治，死亡率极高。

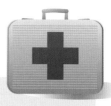

临床表现

主要表现为突发的严重呼吸困难，有明显的气喘感觉，呼吸急促，频率常达每分钟30~40次，常迫使患者不能平卧而选择坐位（端坐呼吸：平卧时呼吸急促，半坐位或坐位时症状可明显缓解），并伴有大汗淋漓、烦躁不安、面色苍白或青紫、口唇发绀，同时有频繁咳嗽，严重时咳粉红色泡沫状痰。

急救步骤

❶ 立即拨打120急救电话，详细说明患者所处位置及病情。如果附近有医院的话，也可以马上送患者前往就诊。必须注意，切勿因等待观察而延误诊治。

❷ 在等待救护车或去医院的过程中，尽量不要让患者活动，要让患者保持坐姿并将双腿下垂，切不可让患者平躺，因为平躺会加重呼吸困难，端坐时呼吸可以顺畅一些。

❸ 在等救护车或去医院的时间里，可试用一些药物，如口服利尿剂，舌下含服硝酸甘油片等，有条件的可尽早吸氧。

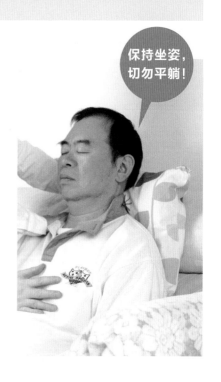

保持坐姿，切勿平躺！

心搏骤停的急救

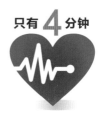
只有4分钟

急性心肌梗死和急性心肌炎等心源性疾病会导致严重的心律失常，而引起心搏骤停。由于脑细胞对缺血、缺氧最为敏感，一般4分钟就可发生不可逆的损害，10分钟就可能发生脑死亡。所以，心跳、呼吸停止后的4分钟是急救的关键时间，应立即进行有效的心肺复苏。心肺复苏在抢救的全过程中均不能停止，一直要坚持到救护车到达，把病人交给医生"接力"抢救，才能大大降低猝死概率。

心肺复苏急救法

在打120急救电话之后，立即将患者仰卧在坚实的平面上，头部不得高于胸部，以免脑血流灌注。然后进行以下救助，直到救护车到来。

胸外按压

施救者跪在患者右侧，将一手掌根部放置于患者的胸骨中下1/3处，另一手掌重叠于前一手背上，手指勾住，两手臂绷直，用腰部的力量向下按压。深度为3.5～4.5厘米，频率为每分钟80～100次。按压时手随胸部起伏，节奏要均匀。

人工呼吸

一手掌下压患者额头，另一手将其下颏抬高，使其保持头部后仰的姿势，使气道充分打开。用手指捏住患者鼻孔，吸气后，口对口用力吹气，观察到胸腹部有起伏即可。然后松开患者鼻孔准备第二次吹气。每分钟12~16次。

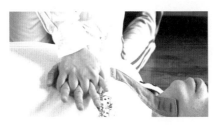

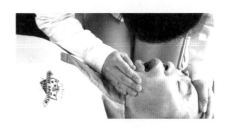

胸外按压和人工呼吸需以30：2的比例交替进行，即30次胸外心脏按压和2次人工呼吸交替进行。

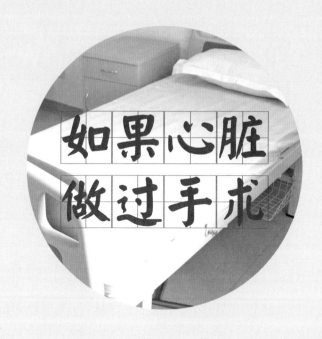

　　冠心病手术包括介入治疗（PCI）和开胸冠脉搭桥（CABG）。介入治疗是采用微创的方法，使用导管技术，将冠心病患者狭窄或闭塞的冠状动脉重新开通，使其恢复正常冠状动脉的血流量及血流速度。介入治疗因不用开刀，对人体损伤极小、痛苦少、手术时间短、疗效肯定，受到冠心病患者的广泛欢迎，已成为治疗冠心病的最主要方法。冠脉搭桥手术创伤大，是否需要还要听医生的建议。

　　冠心病患者千万不要以为，手术以后病情就已完全逆转，可以一劳永逸。一部分病人会在术后一段时间出现再狭窄等而导致病情复发。因此，建议患者在经介入等手术治疗后，重视后期的调养，这不仅关系到肢体功能的康复、生活质量的提高，更有利于综合控制多种危险因素，能促使易损斑块稳定，显著降低再次心肌梗死和猝死的发生概率，避免反复发病、反复住院、重复冠状动脉造影与血运重建，节省医疗开支。

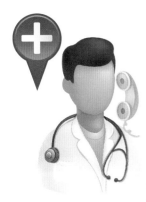

术后坚持服药和复查

冠心病患者术后要谨遵医嘱，按时服药。

① 介入治疗后医生一般会建议病人长期使用抗血小板凝集药物，如阿司匹林或噻氯吡啶等。一般要求坚持服用9个月到1年。坚持服药可减少血液内各种物质在病变部位的沉积，进而避免血管的再狭窄。

② 口服他叮类调血脂药物，严格控制血脂水平，可以延缓冠脉斑块的形成，有效防止冠心病的复发。

③ 对于高危冠心病人，尤其多支血管病变未能完全重建血运者，术后仍需要长期口服硝酸酯类药物。

此外，还要特别重视复查。

① 保证每月定期门诊复查，可及时发现口服药物可能出现的副作用和心肌缺血症状的复发，便于医生及时处理。

② 半年复查冠脉造影，以此了解手术部位是否有复发现象。一般冠脉病变部位经介入手术后可能在半年内出现再狭窄，因此半年左右复查冠脉造影极有必要。如有复发，可及时处理，避免造成更严重的后果。如果未发现复发，对医生调整患者用药也有帮助。

最好与固定医院的主治医生建立紧密联系，方便进行用药指导、定期随访和复查。

和不健康生活习惯说再见

调整生活习惯与坚持用药是防治冠心病的两大支柱，一个都不能少。

首先就是要梳理一下原来的生活，看看有哪些不利于心血管健康的因素。患者要接受医生的指导和家人的监督，坚决戒烟，限制饮酒，少应酬，少熬夜，管住嘴，迈开腿，睡好觉，和过去的不健康生活习惯说再见，这样才能开始全新的健康生活，才能真正地避免复发。

放松心态，拥抱新生活

冠心病患者的心理康复是急症或术后康复的重要方面，现在越来越引起大家的重视。

心肌梗死等突发意外或介入手术等对患者及家属都是一种严重打击，给患者的生活带来不少变化，迫使患者调整生活状态。

冠心病患者本来就常见心理问题，容易烦躁、紧张，再加上身体不适，更会加重焦虑、抑郁、恐惧，担心自己恢复不了，担心未来生活，担心医疗费用，等等，精神负担极大，心理问题只会更严重。

心理状态不佳对冠心病患者的身体恢复非常不利，家属一定要帮助患者放松心态，建立起重新生活的信心，敞开心胸拥抱新生活。

放松心态可以从以下两方面入手。

❶ 患者的焦虑和抑郁情绪主要源于对冠心病的错误认识以及对康复过程的不了解。因此，要加强对疾病的认识，充分了解自己的疾病及程度（包括诱发因素、不适症状的识别、急救措施、日常保健等），明确康复的过程及今后的努力目标，有助于缓解紧张情绪，提高治疗的依从性和信心。

❷ 在康复过程中，情绪容易波动，再加上身体不适，往往会相互影响。此时，需要有极大的耐心，及早进行适当的运动康复训练。运动可有效缓解不适症状，且有助于克服焦虑、抑郁情绪，提高信心。当能够完成快步走或慢跑，或能够完成一个疗程的运动康复后，会更加坚信自己可以从事正常活动，包括回归工作、恢复正常的家庭生活。

新生活的目标

给自己定下健康目标，并监督执行，生活从此焕然一新！

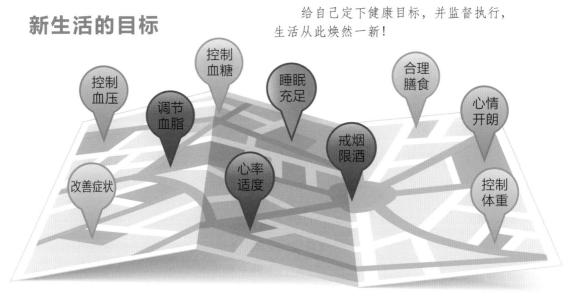

（心率适度：冠心病患者静息心率应控制在55~65次/分钟。）

尽早恢复日常活动

冠心病患者从康复第Ⅱ期开始，就可以逐渐恢复日常活动，这也是心脏康复的主要任务之一。应从以下各项能量消耗水平较低的活动开始，等病情稳定一段时间后，再逐渐增加其他活动。

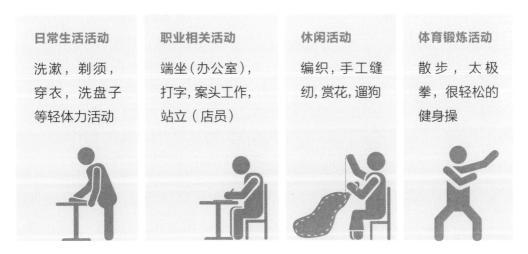

日常生活活动

洗漱，剃须，穿衣，洗盘子等轻体力活动

职业相关活动

端坐（办公室），打字，案头工作，站立（店员）

休闲活动

编织，手工缝纫，赏花，遛狗

体育锻炼活动

散步，太极拳，很轻松的健身操

127

术后运动康复注意事项

冠心病手术后的运动康复是必不可少的。植入支架者大可不必担心运动对支架的影响。因为介入支架具有很强的支撑力、耐腐蚀和塑形功能，一般不会生锈和塌陷。术中，扩张支架时所给予的高压力会使其紧紧地镶嵌于冠状动脉壁上，很难移位和脱落。患者术后进行运动康复，能减少血小板聚集，增加纤溶性，预防再次心梗，并能改善心脏功能，增强体质，提高生活质量。冠心病术后康复分以下3期。

第 I 期 院内康复期

院内康复期一般为7天左右。早期运动康复计划因人而异，病情重、预后差的患者运动康复的进展宜缓慢，反之，可适度加快进程。一般来说，患者一旦脱离急性危险期，病情处于稳定状态，运动康复即可开始。具体情况还要听从医生的建议。

这个时期患者运动必须在心电和血压监护下进行。运动强度宜控制在较静息心率增加20次左右/分钟，同时患者感觉不大费力。

运动康复目标：缩短住院时间，促进日常生活及运动能力的恢复，增强自信心，减少再住院，避免卧床带来的不利影响（如运动耐量减退、低血容量、血栓栓塞性并发症）。

运动步骤：运动要按以下4步循序渐进地进行。

❶ 被动运动。缓慢翻身、坐起，床边椅子坐立，床边坐便。

❷ 床边坐位热身，床旁行走。

❸ 床旁站立热身，大厅走动5~10分钟，每天2~3次。

❹ 站立热身，大厅走动5~10分钟，每天3~4次，上一层楼梯或固定踏车训练，坐位淋浴。

第Ⅱ期 院外早期康复或门诊康复期

一般为出院后1~6个月。介入支架、搭桥手术后常规2~5周开始进行有规律的运动。Ⅱ期康复为冠心病康复的核心阶段，既是Ⅰ期康复的延续，也是Ⅲ期康复的基础。

从这期开始，康复计划增加了在心电和血压监护下的中等强度运动，以有氧运动为主。通过医生进行病情评估，以确定运动形式、运动频率、运动强度、持续时间以及确保运动安全的监测方法。

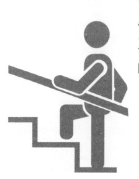

有氧运动：主要方式有行走、慢跑、骑自行车、游泳、爬楼梯，以及在器械上完成的行走、踏车等。每次运动20~40分钟，每周3~5次。建议初始从20分钟开始，根据患者运动能力逐步增加运动时间。

在运动时应以自我感觉稍累为间隔点，遵循循序渐进的原则，分热身期（5分钟）、运动期（10~30分钟）和恢复期（5分钟）3个阶段。

患者在康复锻炼的过程中，要注意自己的自觉症状，如有没有胸闷、胸痛、眼前发黑、头晕、走路不稳等，这些都是心脏负担过重的信号，此时应休息或减少运动量。

第Ⅲ期 院外长期康复期

这一阶段也称为社区或家庭康复期，一般为接受手术至少半年以后。部分患者已可重新工作，并基本恢复日常活动。此期的关键是维持已形成的健康生活方式，养成长期坚持的运动习惯。

运动因人而异，对病情的评估十分重要。低危患者的运动康复无须医学监护，仍以有氧运动为主，具体形式可参考本书第五章内容，而中、高危患者的运动康复中仍需医生指导及医学监护。

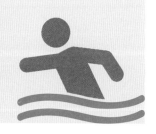

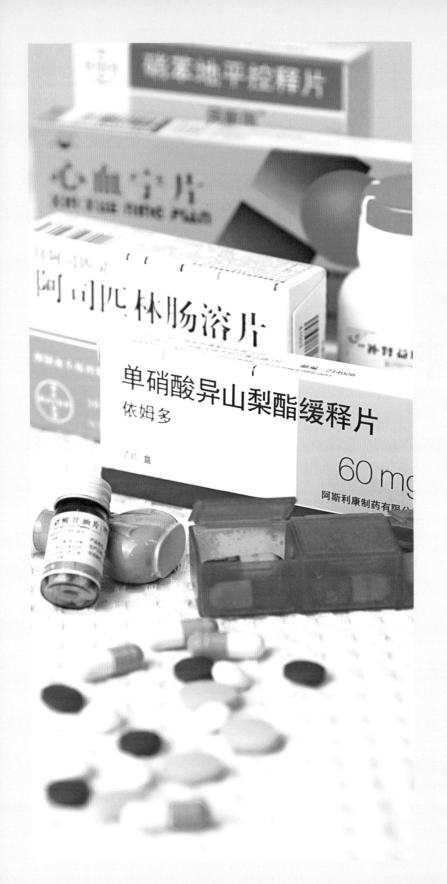

第四章

科学用药是治疗冠心病的基石

床头柜、抽屉、药箱全塞满了装药的瓶瓶罐罐

饭前吃、睡前吃、定时吃

让不少冠心病患者心生厌烦

少吃点，干脆不吃，改吃保健品……用药误区多多

在细节上把握用药

冠心病治疗的"两只手"

坚持健康的生活方式和有效的药物治疗是治疗冠心病的"两只手"。两手都要硬，才能有效降低突发心血管事件的风险，显著改善整体健康水平。

如果已经确诊为冠心病，血管阻滞或痉挛明显发生，甚至已经出现心绞痛，还一味拒绝药物治疗，只会让意外更早到来。另一方面，如果认为仅凭药物就可以控制病情，无须改变生活方式，也很难达到药物治疗的理想效果。

作为一种慢性疾病，冠心病需要坚持长期、不间断地严格在医生指导下用药。药物治疗可以缓解症状和稳定病情，某些药物也可以延缓或减轻冠状动脉硬化的发展进程，积极控制引起血管硬化的危险因素，达到既治疗又预防的作用。

冠心病用药包括急救期药物和日常缓解期药物两种。可适当结合中药治疗，中西医结合疗效更好。

最忌讳骤然停药

冠心病患者必须按照医生的要求定时、定量服药，切忌私自停药，吃吃停停容易产生停药反应，使病情反复。特别是"急刹车"式的骤然停药，常会导致病情加重，甚至还可出现严重后果。

❶ 使用普萘洛尔、普拉洛尔等治疗冠心病、心绞痛时，如见效后骤然停药，可出现反跳性交感神经兴奋，引起更为严重的心绞痛发生，甚至发生心肌梗死。

❷ 长期服用硝酸甘油类药物的冠心病患者，突然停药可引起动脉痉挛、诱发心绞痛。

❸ 如突然停用甲基多巴等降压药，会造成血压在短期内骤升，并产生失眠、头晕、头痛、视力模糊、颜面潮红等症状，严重者可导致血管破裂而死亡。

❹ 已确诊冠心病的患者要坚持服用他汀，终身服药利大于弊。吃吃停停会加快动脉粥样硬化，加速冠心病恶化。

不要随意加减药量

服药的另一个大忌是患者自作主张，随意加减药量。

有些病人治病心切，或觉得效果不明显，就擅自加大药量，结果欲速而不达。如硝酸甘油是扩张冠状动脉、缓解心绞痛的速效药，个别因一次含服不见效，就在短时间内连续服好几片乃至十多片，结果不仅疗效不佳，反而疼痛加剧。因为任意加大硝酸甘油量不仅会产生耐药性，而且还能直接造成冠状动脉痉挛。

擅自减少药量的情况也相当多见，有些患者觉得吃药太多、产生厌倦情绪，或自觉没什么事，就减每次药量或减服药次数。这对稳定和控制病情都非常不利。当然，也有因为健忘而出现的多服、漏服药物的情况。这种情况可自备一个多格的药盒，每天早上把一天的药定量装好，这样就不会遗忘了。

别轻信广告和病友

如何选择治疗冠心病的药，这是一个非常复杂的问题，每一种药物都有它严格的适应证和禁忌证，而且不同个体用药也不一样。冠心病患者常有以下2个用药误区。

误区一

轻信广告，点名要药

市场上有很多针对冠心病的药品广告，甚至一些养生节目也在推销药品。不少广告一味追求经济效益，只讲药物治病的效果，不谈药物的毒副作用，很容易征服长期被疾病折磨的患者。有些所谓的"药品"，甚至根本没有药品生产许可证，只有保健品证号，起不到治疗作用，这类产品不可信任。

特别是老年人，过分相信广告宣传，有些甚至要求医生给自己开某广告宣传的药品，或自己到药店买药自服。其实，这种做法是很危险的，剂量把握不好不说，有时还可能不对症，甚至用反了药，结果适得其反。

误区二

相信病友，仿效用药

有些患者一听到别人说某种治冠心病的药效果比较好，自己就要用。尤其是老年病友之间交流经验时，这种情况经常发生。

实际上，症状相似的病，病因却可能完全不同。比如同是偏瘫患者，有的是由脑出血引起的，也有的是由脑缺血（血栓或栓塞）引起的，治疗方案是不同的。即使是同一种疾病，也有一个轻重缓急及病程长短的问题。此外，人与人之间还存在体质的差别，不同的人对药物的反应也不一定相同。

所以，某种药在别人身上效果好，在自己身上却不一定管用。用药必须听医生的，而不能随便相信病友所说。

偏方再灵，也要合理就医

不少老年患者特别迷信偏方，认为"偏方治大病"，经常去尝试各种偏方，从几百元的偏方小药到上万元所谓的"灵丹妙药"，还有一些书上抄来的祖传秘方。更有甚者，因为用了偏方，就停止了正规用药和治疗。

应该说，有些偏方的确可以治病，甚至还可能有特效，但是这并不是说偏方就绝对无害。从中医看，疾病也分不同的症型，很多偏方只对一些特定症型或人群起作用，且剂量、毒副作用等不太明确，用得不对症，反而会引起患者的不适，甚至是造成中毒。

因此，偏方不可随意使用，一定要咨询医生的意见，尤其是中医大夫的意见，看是否适合自己。因为很多偏方、秘方都是打着中医的旗号，行招摇撞骗之实，还不如让有经验的正规中医大夫把脉问诊，开个适合你的药方，既对症，又安全。

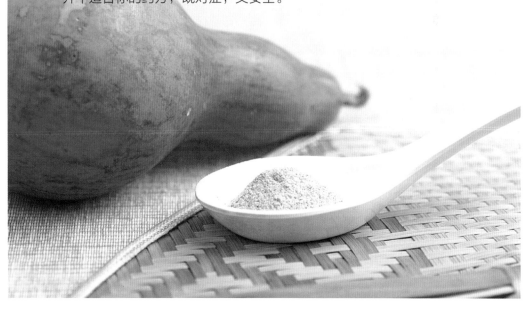

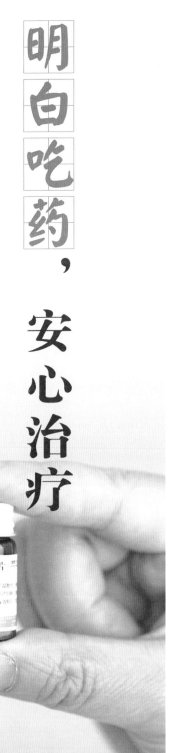

明白吃药，安心治疗

常用急救药使用宜忌

冠心病患者需常备急救药盒，里面一般都配有4~5种预防和治疗心绞痛发作的常用药物，随身携带，以备不时之需。

硝酸甘油片

功效： 心绞痛的首选急救药物。能快速缓解心绞痛，并起到防止猝死的作用。在活动或大便之前5~10分钟预防性使用，可避免诱发心绞痛。

用法： 在心绞痛发作时，立即取一片药放于舌下含化，一般1~2分钟内奏效并可维持20~30分钟。如用5分钟后症状未缓解，可再含一片。

禁忌： 对于有严重贫血、青光眼、脑出血、颅内压增高及低血压和对此药过敏等患者，均禁止服用。

注意： 此药有效期一年，如保存不当或温度过高易分解失效，需及时检查替换。

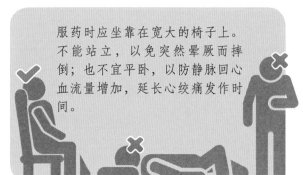

服药时应坐靠在宽大的椅子上。不能站立，以免突然晕厥而摔倒；也不宜平卧，以防静脉回心血流量增加，延长心绞痛发作时间。

速效救心丸

功效： 行气活血，祛瘀止痛，增加冠脉血流量，缓解心绞痛。用于气滞血瘀型冠心病、心绞痛。

用法： 患者出现心绞痛、胸闷、憋气时可以服用，舌下含服。一次4~6粒，一日3次；急性发作时，一次10~15粒，一般含服5分钟后，症状可以缓解。

禁忌： 尚不明确，请征询医生意见。

注意： 起效不如硝酸甘油片快，急性心绞痛发作时，还是首选硝酸甘油片，没有时备选此药。两药相比，服此药不会发生体位性低血压，药性比较平和，危险性小，治疗心肌梗死更安全，也不易发生耐药性。

 安定片

功效： 镇静、催眠、抗焦虑、抗惊厥、松弛肌肉。可用于心绞痛伴有心情烦躁、心律失常者。

用法： 每次口服2.5~5毫克，一日3次，服后可有嗜睡、便秘等反应。

禁忌： 孕妇忌用，患有青光眼及重症肌无力者禁用。连续大量使用会中毒。

注意： 心绞痛伴有心情烦躁、心律失常、失眠时，可将硝酸甘油片与安定片合用。

硝苯地平（心痛定）

功效： 用于防治冠心病心绞痛，特别是变异型心绞痛和冠状动脉痉挛所致心绞痛。对呼吸功能没有不良影响，故适用于患有呼吸道阻塞性疾病的心绞痛患者。对伴有高血压的心绞痛或顽固性充血性心力衰竭，均有良好的疗效。

用法： 舌下含服1~2片，约10分钟生效，可维持6~7小时。

禁忌： 低血压患者慎用，孕妇禁用。

注意： 用药后，可能有轻度的头痛眩晕、面红口干、恶心呕吐和舌根麻木、腿部痉挛等反应，若继续含服，一般会自行消失。

 亚硝酸异戊酯吸入剂

功效： 扩张冠状动脉及周围血管。在心绞痛情况下出现心慌、流汗、气短等心肌梗死征兆时，可应急使用。

用法： 当心绞痛急性发作或用硝酸甘油片无效时，用手帕或纸巾包起吸入剂，捏碎，将手帕放于鼻孔处吸入此药剂，20 ~ 30秒就能起效。一次1支。

禁忌： 本品可增加眼内压和颅内压，因此患有青光眼、近期有脑外伤或脑出血者禁用。

注意： 适用于病情严重，已不便口服药品的心绞痛急性发作。过量吸入会导致血管急剧扩张，不可超过1支。

西医日常用药类型及使用宜忌

如果已经确诊为冠心病，或已经发生过心绞痛、心肌梗死等心血管事件者，要接受日常药物治疗，并坚持服用，以达到缓解病情、延缓发展的作用。主要的西药一般包括以下几大类，具体药的品种极多，此书仅举几例。

由于病情、体质因人而异，所以在用药上比较个性化，须经医生对患者进行综合判断后制定用药方案，确定品种和剂量。如果在服药一段时间后，出现了一些不良反应，要及时告知医生，以便随时调整药品。

硝酸酯类药物

可减少静脉回心血量，减少心室容积，降低室壁张力，从而降低心肌耗氧量，并选择性扩张冠状动脉，使心肌缺血部位血流再分布。

硝酸甘油：有不同剂型，通过不同途径给药，如片剂、气雾剂、贴膜、软膏、注射剂等，可按需选用。

硝酸异山梨酯（消心痛）：每次5~10毫克，15~30分钟起效，维持4~5小时，每4~6小时服1次。

单硝酸异山梨酯：每次20毫克，每天2~3次。

β受体阻滞剂

可减慢心率、减弱心肌收缩力，从而降低心肌耗氧量、抗心绞痛，将患者清醒时静息心率控制在55~60次/分钟。

美托洛尔（倍他洛克）：每次12.5毫克，每天2~3次。

阿替洛尔（氨酰心安）：每次50~100毫克，每天1~2次。

比索洛尔（康忻）：每次5~10毫克，每天1次。

注意 心绞痛同时伴有重度心力衰竭、休克、窦性心动过速、Ⅱ度以上房室传导阻滞时禁用此类药，支气管哮喘及严重阻塞性肺气肿患者须慎用或禁用。停用此类药宜逐步减量，以免突然停药诱发心绞痛、心肌梗死或心律失常。

钙离子拮抗剂

可扩张冠状动脉，解除冠状动脉痉挛，增加心肌供血，扩张外周血管，减轻心脏负荷，抑制心肌收缩，减少心肌耗氧。

硝苯地平（心痛定）：可作急救药使用。

盐酸地尔硫䓬（合心爽）：对变异性心绞痛效果好。口服20毫克，每6~8小时1次。

注意 此类药物易引起脸、手、下肢水肿，如出现这些情况，应及时换药。

 ## 抗血小板凝集药物

可起到预防血栓形成、抗血栓的作用，对心绞痛疗效肯定，并可预防心肌梗死。

阿司匹林：冠心病患者应长期服用阿司匹林，因其不仅抗血小板凝集，还抗动脉硬化，可抑制斑块的增生和破裂。每次75~100毫克，每天1次，急性期遵医嘱加量。

注意 应与食物同服或用水冲服，饭后服用，以减少对胃肠的刺激。如果无胃肠道反应可长期服用。

潘生丁（双嘧达莫）：具有扩张冠状血管、促进侧支循环形成和轻度抗凝作用。每次25~50毫克，每天3次。低血压患者慎用。

 ## 调节血脂药物

可降低血浆甘油三酯或降低血浆胆固醇，促进脂代谢，减轻动脉硬化程度。长期服用他汀类药物可显著降低冠心病死亡率。

辛伐他汀：临床用于治疗高胆固醇血症、冠心病。每天服用20毫克，每晚服用1次。活动性肝炎及孕妇禁用。

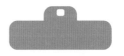

服药时间：由于冠心病心绞痛、心律失常的高发期是在早上6~8点的"晨峰期"，特别是早上起床和洗漱这段时间。所以，一般应在早上起床时服药。此外，若要进行打球、讲演、爬山等活动，提前半小时服药，可预防心绞痛和心血管意外的发生。

药品保存：硝酸甘油片或硝酸异山梨酯片等药品对光线和温度敏感，应放在有色避光、密封的小瓶内，外出时放于外套口袋或随身包中，不宜直接贴身放置。

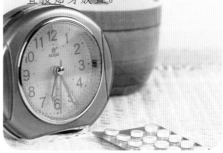

139

常用中成药类型及使用宜忌

治疗冠心病的中成药很多，而中医治疗的前提是辨证，所以，不可随意选择药物，必须由专业的中医师进行诊断后再选择用药，保证"辨证施药"，"药证相符"才能提高疗效，减少不良反应。

冠心苏合丸：有祛寒活血、宣痹通阳的作用，用于寒凝心脉所致的冠心病心绞痛，可改善微循环、增加冠状窦血流量、提高耐缺氧能力、减慢心率。久服有伤阴、破气的副作用，故不宜久服；性味多辛温，属阴虚火旺、热闭和脱证者及孕妇不宜应用；因其所含冰片、苏合香对胃及食道黏膜有较强的刺激作用，故胃病患者不宜服用。

通心络胶囊：具有益气活血、通络止痛功效，可用于气虚血瘀型冠心病心绞痛。该药可明显改善急性心肌缺血程度、缩小心肌梗死范围、增加冠脉血流量、改善心肌供血供氧。出血性疾患、孕妇和妇女经期及阴虚火旺者禁用。

麝香保心丸：芳香温通、益气强心，用于气血不足、心脉瘀阻所致的冠心病心绞痛。该药可促进血管新生、保护血管内皮、阻遏动脉粥样硬化、抑制动脉壁炎症、稳定已经形成的粥样斑块。孕妇和阴虚火旺者禁用。

复方丹参滴丸：有活血化瘀、理气止痛的作用，用于气滞血瘀型冠心病心绞痛。该药可扩张冠脉、增加心肌血氧供应、抑制血小板聚集及血栓形成、改善血管内皮功能、降低血液黏稠度、调节血脂、防止动脉粥样硬化。孕妇和妇女经期慎用。

速效救心丸： 具有行气活血、祛瘀止痛的作用，用于气滞血瘀型冠心病心绞痛。此药可扩张冠状动脉、舒张血管平滑肌、抗心肌缺血、保护心肌细胞、抑制动脉粥样硬化、降低血液黏度和解痉镇痛，并有一定的降压效果。低血压患者慎用。

血府逐瘀口服液（胶囊）： 具有活血祛瘀、行气止痛的功效，用于心血瘀阻型冠心病心绞痛。该药可延长凝血时间、降低全血黏度和血浆黏度、扩张毛细血管、改善微循环、抑制血管平滑肌细胞增殖、防止支架术后再狭窄等。孕妇和妇女经期忌用，体弱无血瘀者不宜使用。

心可舒片： 具有活血化瘀、行气止痛的作用，用于气滞血瘀型冠心病心绞痛。可改善心脏微循环、扩张冠脉、改善心肌灌注、减轻炎症反应、改善易损斑块的内皮功能等。孕妇慎用。

地奥心血康： 具有活血化瘀、行气止痛作用，用于心血瘀阻型冠心病心绞痛。该药可改善心肌缺血、增加冠状动脉血流量、降低血脂、改善血流。个别患者有过敏性药疹、肝损害、血尿等副作用。

参芍片（胶囊）： 具有活血化瘀、益气止痛的功效，用于气虚血瘀型冠心病心绞痛。该药能解除冠状动脉痉挛、提高抗缺氧耐力、降低血液黏度，并有一定的调脂作用。阴虚内热者不宜使用，孕妇和妇女经期慎用。

舒心口服液： 可补益心气、活血化瘀。用于气虚血瘀型冠心病心绞痛。有抗心肌缺血、扩张冠状血管、增加冠脉流量及抗血小板聚集等作用。孕妇慎用，阴虚血瘀、痰瘀互阻者不宜单独使用。

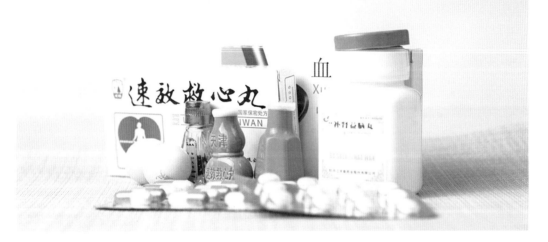

联合用药宜忌

哪些西药可联合使用

临床实践证明，单独采用某一类药品控制冠心病心绞痛，往往难以取得满意功效，常需要联合用药。主要用于抗心绞痛的药物有硝酸酯类、β受体阻滞剂、钙通道阻滞剂3大类，在选择时可用"二联"法，并辅助使用抗血小板凝集药物和调节血脂药物。

所谓"二联"，就是两类药品联合使用。既可通过不同药理作用来增强疗效，又可缓解单一用药容易出现的副作用。下面的搭配仅供参考，而具体用药须由医生决定，切不可自己乱配。

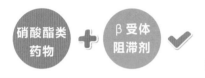

是最安全有效的疗法。因为硝酸酯类可减少β阻滞剂引发的心脏扩张，而后者可对抗硝酸酯类引发的反射性心动加速。

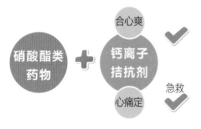

宜与合心爽合用为主，因为合心爽对心肌、房室结有较强的抑制作用，可调整心率，并可对抗硝酸酯类引发的反射性心动加速。而与心痛定联用，只用于急救，不可过量，以免加重头痛、面红及反射性心动加速，故应慎重。

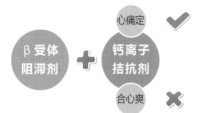

β阻滞剂可与心痛定联用，因为β阻滞剂能够减少心痛定引发的反射性心动加速。

但与合心爽口服合用，易加剧心脏阻滞的副作用，故不宜联用。注射联用更应慎重，会抑制心功能，甚至引起心脏停搏。

如果"二联"用药控制心绞痛作用不佳时，还可使用"三联"用药，即三类药品联合使用。但用药过多过杂也不一定是好事。若经二、三联用药仍不能控制病情，常提示冠脉狭窄加剧，易发展为心肌梗死，建议做冠脉造影，以决定是否需要手术治疗。

中西医结合效果好

中医以辨证论治、全身调理为出发点，药用的思路与西医不同。患者即使经过西医诊治，也不妨辅以中医疗法，这对疾病的治疗肯定是有益而无害的。

特别是心脏支架手术后，继续辅助中医治疗相当重要。因为手术只是疏通了一个堵点，而患者全身血运不畅的问题并没有缓解，很容易再次堵塞。

中医通畅血脉的方法很多，能在改善冠心病诸多症状的同时，真正畅通身体的微循环，小血管堵塞得到缓解，心肌局部供血也会得到较为明显的改善。中医认为，冠心病的病机关键是血脉不通，其主要原因是心脏阳气虚弱和气滞、痰浊、瘀血闭阻经脉等。中医疗法的关键在于"通"，而通的前提是"温"。中医治疗会因人而异，根据不同病因辨证施治。

中医疗法还能缓解西药的一些副作用，如长期使用阿司匹林的肠胃反应，一些降压、降脂类药物引起的肝损伤、性功能减退等。

用药做减法

冠心病患者常有这样的苦恼：花花绿绿一大桌子药，要记住不同的服用时间、不同的剂量、不同的服法，看着都头疼。天天把药当饭吃，别说胃受不了，精神也快崩溃了！

用药品种偏多，会使药品出现重复作用，功效及毒性同时提升。此外，不少老年人不只患有一种疾病，不同医生开的药也会出现交叉重复或相忌、相克的现象，加重患者的不适。

所以，用药应多做减法。患者如觉得吃药太多时，可把自己每天吃的药列出清单，请医生帮自己梳理一遍，看哪些可以减免，一些可吃、可不吃的药或功效重复的药尽量砍掉。

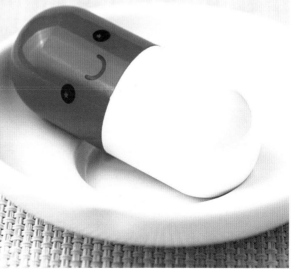

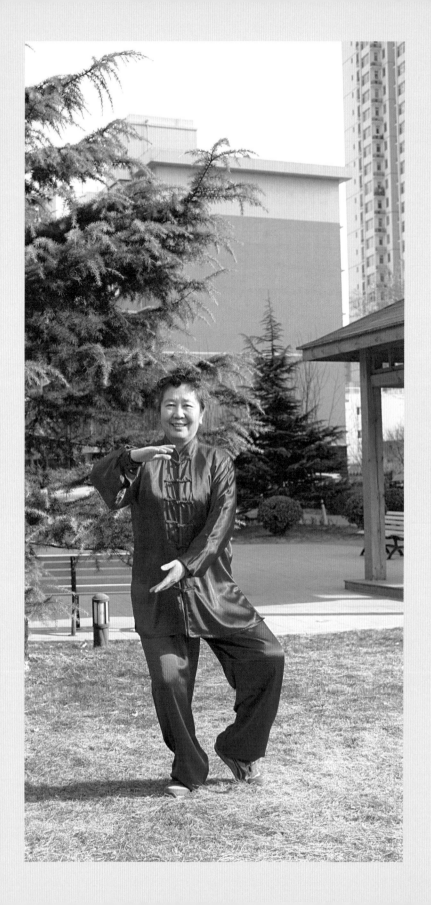

第五章

在合理的
前提下，坚持运动

冠心病患者可以运动吗？能从事哪些运动？

多大强度？多长时间？运动中都要注意些什么？

运动不当又会发生什么危险？

本章帮您逐一解答关于运动的常见问题

让运动更科学、更合理、更健康

合理运动，让心血管更年轻

运动能全面改善心血管功能

　　长期坚持有规律的运动，可使人体心血管系统的形态、机能和调节能力产生良好的适应，心肌更强壮，收缩及舒张力加大，速度加快，冠状动脉供血变好，抗缺血、缺氧的能力提高，全面改善心血管功能。

　　低强度、长时间的有氧运动可促进冠状动脉侧支循环的功能，改善冠状动脉供血供氧能力、稳定冠状动脉的斑块、增加血液流动性、减少新发病变，有益于防控冠心病。有氧运动还能降低轻度原发性高血压、高脂血症、II型糖尿病的发病率，改善糖、脂代谢，控制体重。

　　运动还能使人的精力更充沛，心情更开朗，减轻冠心病患者常见的便秘、焦虑、抑郁、失眠等问题，有助于提高生活质量。

判断心脏功能级别，适度运动

运动好坏的关键是"适度"，那么，如何根据自己的身体状况和心脏功能，选择适当强度的运动呢？下面的"6分钟步行试验"可以帮助你自我测试。

6分钟步行试验

30米

试验方法：

❶ 在平坦的地面划出一段长30米的直线距离，两端各放一把椅子作为标志。

❷ 患者在其间往返运动，速度由自己决定。由专人在旁边每2分钟报时一次，并注意观察患者有无发生不适（气促、胸闷、胸痛等）。如患者不能坚持，可暂停或中止试验。

❸ 6分钟结束后计算其总的步行距离。

判断标准： 根据6分钟内步行的距离，划分为4个等级。

级别	6分钟步行距离	反映心功能状况	运动建议
1级	小于300米	心功能明显减退	不鼓励户外活动，可以在庭院里走动，或者浇花、养鱼等
2级	300~400米	心功能轻度减退	可户外活动，但每天不超过1小时为佳
3级	400~450米	心功能接近正常或达到正常	鼓励户外活动，时间以每天1~2小时为宜
4级	大于450米	心功能正常	正常运动，无特殊限制

怎样掌控运动强度

运动到什么程度为好，是很多患者不易掌握的。以下2种简易方法，帮你学会在日常运动中掌控运动量，做到心中有数，劳而不累。

目标心率控制法

运动时把一个心率计算器戴在身上，随时记录心率数。运动时随着运动量的增加，心率会逐渐增加，当达到目标心率时就要停下来。当心率达标时，表明运动量已经足够，就要停止或者减慢运动速度，超出目标心率容易发生危险。

粗略计算：目标心率一般是在静息心率的基础上增加20~30次/分钟。体能差的增加20次/分钟，体能好的增加30次/分钟。此方法简单方便，但欠精确。

公式计算：目标心率=（220-年龄）×0.85。按年龄计算更为准确、科学。

自我感觉控制法

中医非常重视患者自己的实际感觉。感觉是反映体内生理病理变化的重要证据，也是最简单的方法。

在运动中如果自己感觉微微汗出，有清爽感，稍觉疲劳，或者稍有气促但不影响对话，就说明运动量已经足够，不宜再加大强度或延长运动时间。运动后第二天早晨起床时感觉舒适，无疲劳感，说明前一天的运动量适度。

如果运动中出现喘促气急、大汗淋漓、明显疲乏，甚至头晕目眩、胸口憋闷、胸痛心慌、面色苍白等，说明运动量过大了，必须马上停下来休息。

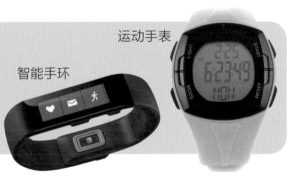

目前市场上有很多心率计算器产品。如带测心率、测步行数的运动手表、智能手环等，使用方便，适合用来监测运动强度。

智能手环

运动手表

适合冠心病患者的运动种类

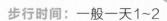

步行

步行是最佳的运动方式，也是最安全、最柔和、适应面最广的运动。进行有节奏的步行，能全面改善供氧状况，提高心肺功能，让人心情愉悦。此外，步行还有助于加速体内脂肪的消耗，帮助减肥，降脂降糖。

步行时间： 一般一天1~2次，每次30分钟。也可根据自己的身体状况，分段少量多次进行。

步行方法： 步行时挺胸抬头，步伐大小适中，轻度摆动手臂，保持一定的节奏，注意穿着适当。

步行速度： 中速最宜，可根据自己的体能状况调整。

骑自行车

骑自行车不仅是一种有效的有氧锻炼，还能增强腿部力量和全身的平衡、协调能力。运动量适中，对关节的损伤较小，是适合较胖的人及心血管疾病患者的运动方式。骑自行车可分为室外、室内两种，均可采用。

骑车时间： 一般以中速骑行为宜，每天2次，每次30分钟。微微出汗效果最好。

注意事项： 室外骑车要选择道路平顺、环境好、空气佳的场所，避免颠簸、陡坡、人多车多等路况。骑行要注意保暖、防风，不要骑太快或带人。

太极拳

太极拳是我国传统的健身法。它巧妙地融合了气功与拳术的长处，动静结合，刚柔相济，动作舒缓柔和、协调沉稳，还能让人宁心静气，安养精神。一套拳打下来，微微出汗，运动量适中，尤其适合中老年及心血管病患者锻炼。

注意事项：可根据自己的体力和病情，控制动作幅度和时间长短。一般建议上、下午各做一次。

游泳

游泳可使肌肉、血管都处于放松状态，能有效缓解疲劳，减轻心脏负担，增强心血管功能。游泳的热量消耗较大，能有效促进代谢、减轻体重，非常适合体型肥胖、"三高"的心血管病患者，并对舒畅心胸有益。

游泳时间：每周 2~3 次。一次入水不宜超过 30 分钟，最好经常上岸休息。

注意事项：以中慢速度为宜，不要憋气快游。不要给自己设定目标，游游停停、轻松愉快即可。特别要注意的是水温不可过低，切忌冬泳。

乒乓球

乒乓球是"国球"，大家都很熟悉。它是一种桌上运动，强调技巧和眼、脑、手的灵敏、协调。运动强度适中，且对全身血液循环有良好的改善效果，是适合冠心病患者比较安全的运动。

注意事项：打球时间不可太长，即使没有感到疲劳，也要经常停下休息。兼有高血压者捡球弯腰要慢一些。切忌看重输赢。

广播体操

广播体操是大众健身的最佳方式，它是一种徒手操，不用器械，只要有适当的场地就可以开展，通常跟随广播进行锻炼，也可以用口令指挥节奏。不论做哪一套动作的体操，只要坚持做，都是一种适度、有效的锻炼。体操最适合在忙碌的工休及天气不佳、无法外出时进行。

注意事项： 动作要轻柔舒缓，不宜太剧烈。

健身球

健身球又称"掌旋球"，可以充分锻炼手指、手掌和手腕的力量，促进肢体末端的血液循环，随时随地都可进行。尤其对身体活动受限者及冠心病、高血压、中风等人群，是个锻炼的好方法。

锻炼方法： 单手上放2个球，正转、反转交替进行，左右手交换练习。一般从双球开始，逐步过渡到3~4个球。

注意事项： 材质要根据自己手掌的力量来确定，力量小的人不要用太沉材质的球。

垂钓

垂钓是一种户外休闲类运动，它能让人宁心静气、精神愉悦、增强耐心、去除烦躁，更能有机会享受大自然的阳光、绿树、清溪、美景，对缓解身心疲劳、舒畅心胸特别有益。

注意事项： 要注意防晒、防虫，带足水。起钩时避免过度用力，钓得大鱼后也不要过于兴奋。

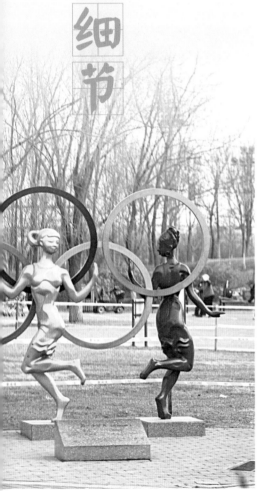

运动中
不可忽视的
细节

先分清病情，再选择安全的运动

运动对缓解病情和病后康复有很大的好处，但并不是所有冠心病患者都适合运动，有些冠心病患者运动不当反而会招致危险。所以，在决定采取哪种运动方式之前，最好先征询医生的意见，根据自己的病情和身体状况来选择。

适合运动的冠心病患者

① 稳定型冠心病（包括陈旧性心肌梗死、稳定性心绞痛）患者。
② 隐性冠心病患者。
③ 冠状动脉搭桥手术后的患者。
④ 经皮冠状动脉球囊扩张术后的患者。
⑤ 支架术后的患者。

以上患者在病情稳定的情况下，可根据自己的体力状况，每周锻炼3~5次。

不宜运动的冠心病患者

以下患者禁止运动：

① 急性心肌梗死。

② 不稳定性心绞痛。

③ 心功能不全代偿期。

④ III度房室传导阻滞。

⑤ 中度以上瓣膜病。

⑥ 不能控制的心律失常。

⑦ 安静时心电图有3毫米以上的ST段变化。

⑧ 急性心内膜炎。

⑨ 安静时收缩压（高压）> 200 毫米汞柱或舒张压（低压）> 120 毫米汞柱。

⑩ 立位比卧位血压下降20毫米汞柱。

⑪ 血栓性静脉炎。

⑫ 近期有脏器血管栓塞、急性全身性疾病、主动脉夹层动脉瘤、控制不良的糖尿病等。

以下患者谨慎运动：

① 最近6个月内发生过心脏骤停。

② 严重的室性早搏。

③ 曾有瘀血性心功能不全。

④ 左心室输出率＜40%。

⑤ 左冠状动脉主干病变等。

哪些运动不安全

即便是适合运动的冠心病患者，也有一些运动是不安全的，最好不要进行。

① 避免剧烈运动及竞技性运动，尤其要避免足球比赛、拳击、篮球等对抗性竞技运动。

② 避免大运动量、需要爆发力的运动，如短跑、长跑、马拉松、跳高、跳远、投掷、举杠铃、掰手腕等。

③ 避免在健身房进行大量肌肉力量训练，如举哑铃、仰卧起坐、拉伸、深蹲等，应适可而止。

④ 近期发生过心绞痛、心律失常，或发病频率较高的患者，不宜从事登山锻炼，攀爬陡峭山峰更应禁止。

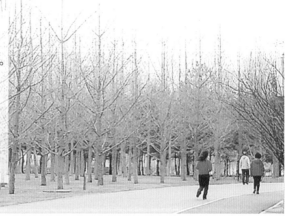

运动方式三步走

　　每次锻炼必须要有3个阶段，即准备活动、训练活动和放松活动。很多人没有重视前面的准备活动和最后的放松活动，或活动不充分，直接进入训练阶段，这是造成锻炼意外最常见的原因之一。所以，运动务必"有头有尾"。

第1步 **准备活动** 5-10分钟

　　即热身运动，多采用低水平有氧运动，活动强度比较小。目的是放松和伸展肌肉、提高关节灵活度和心血管的适应性，预防运动诱发心脏不良事件及运动性损伤。

第2步 **训练活动** 20-40分钟

　　又分持续训练和间断训练，后者更适合冠心病患者。训练活动一般以长时间、低强度的有氧运动、柔韧性运动为主。运动项目可遵医嘱及自己身体状况选择。

第3步 **放松活动** 5~10分钟

　　又称为结束活动或整理活动，目的在于使高度活跃的心血管系统逐步恢复到安静状态，一般采用小强度放松性运动。放松活动有利于运动系统的血液缓慢回到心脏，避免心脏负荷突然增加，诱发心脏不良事件。放松方式可以是慢节奏有氧运动的延续或是柔韧性训练，患者病情越重，放松运动的持续时间宜越长。

出现不适,
应立即停止运动

安全的运动除了有医务人员指导外,自我监控也非常重要。即便是没有心绞痛等症状的低危冠心病患者,运动时也最好带上心率计算器,以监测心率不要升得太高。

运动中如果出现以下症状时,应马上停止运动,坐下来休息。停止运动后,上述症状仍持续,特别是停止运动5~6分钟后,心率仍增加,应准备急救措施。

① 胸痛(酸痛、憋闷、烧灼感、紧缩感或胀痛)。

② 有放射至臂部、耳部、颌部、背部的疼痛。

③ 头晕目眩。

④ 过度劳累,肢体感到无力。

⑤ 气喘吁吁,说话不连贯。

⑥ 出汗过多,大汗淋漓。

⑦ 恶心呕吐。

⑧ 脉搏不规则。

⑨ 如果感觉到有任何关节或肌肉不寻常疼痛,可能存在骨骼、肌肉的损伤,也应立即停止运动。

运动时
要随身携带
急救药盒!

不宜运动的情况

① 切忌在工作紧张、劳累后,突然大运动量的运动。

② 感冒或发热后要在症状和体征消失2天以上才能恢复运动。

③ 饭后30分钟内不做剧烈运动。

155

掌握好运动时间

很多人喜欢清晨运动，对大多数人这是有利于身体健康的，但是冠心病患者则要避免过早运动。

临床统计显示，由心肌缺血和致命性心律失常引起的心脏病急发率和猝死率，以上午6~8时最高，尤其是睡醒后头3个小时，心脏最容易"闹事"，这个时间段又被称为"晨峰期"。在这段时间进行体育运动，会加重心脏负荷。此外，清晨时比较寒冷，尤其是冬季，人体血管急剧收缩的话，发生意外的可能性也会增加。

冠心病患者可以在早上10点左右或下午进行运动，这个时间段比较安全。

注意天气变化，备好运动服装

外出锻炼一定要关注天气的变化，避免恶劣的天气外出锻炼，以免发生不测。

不少人认为，锻炼就要"冬练三九，夏练三伏，风雨无阻"，但冠心病患者对外界气候变化的适应性差，此时不是要磨炼意志，而是要讲求科学。

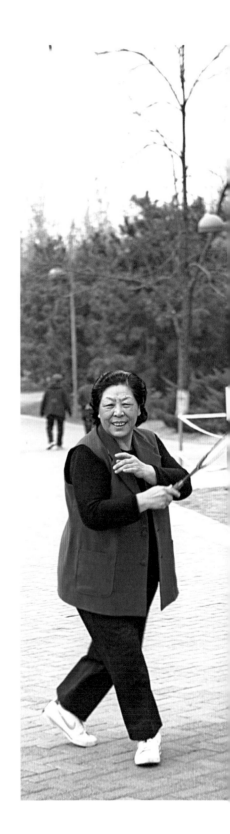

如果室外有严寒冰雪，外出锻炼不仅会刺激血管收缩，也容易受风、滑倒，发生意外。

炎热酷暑时外出锻炼，汗出过多，不利于养心，一旦发病很容易以为是中暑，延误救治。

雾霾天外出锻炼，大气中污染物的浓度过高，对呼吸系统和心血管系统都会造成严重危害。现在我国大城市的雾霾天相当多，有些老人戴口罩锻炼，这是不宜提倡的，最好选择在室内活动。

运动服装的选择，要求式样宽松、不紧绷。如果是春夏季进行户外运动，最好穿速干衣及防晒衣。速干衣可以快速排汗，保持皮肤干爽，而纯棉的运动衣如果被汗水湿透，风一吹很容易着凉感冒。防晒衣可使皮肤免受阳光灼伤，又十分透气。

秋冬季节则要注意胸腹部的保暖，外出锻炼应加件马甲背心，活动发热时脱去外套，但仍要保证护住心肺及背部，避免受寒。外套宜选择带帽子的轻薄羽绒服，可随时收纳起来，以应对气温变化。

持之以恒才有效

锻炼要循序渐进和持之以恒，切忌操之过急或"三天打鱼、两天晒网"。练练停停、运动习惯没有培养起来的话，很快就会因各种理由停止运动。难以战胜自己的惰性，也很难养护好自己的健康。

理由1：工作太忙
给日常工作和生活定个时间表，把运动放在一个固定时间。再忙也要坚持锻炼，工作没有尽头，而生命有尽头，哪个更重要！

理由2：天气不好
户外天气不好时要坚持室内锻炼，如广播体操、太极拳、瑜伽等很多运动没有太多场地限制，也可以选择室内健身器材。

理由3：明天再说
"明日复明日，万事成蹉跎。"何不从今天就开始呢！

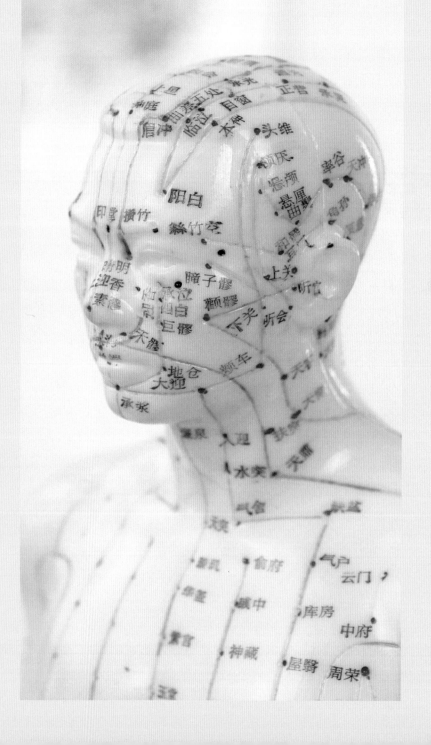

第六章

日常养生保健，
中医为您指路

中医从经络理论出发
衍生出了各种经络保健和治疗疾病的方法
穴位按摩、经络按摩、简易健身操、艾灸等
对辅助治疗冠心病有积极作用
简单、易做、方便、廉价
冠心病患者日常不妨试一试中医养生保健

了解穴位和手法，坚持按摩好处多

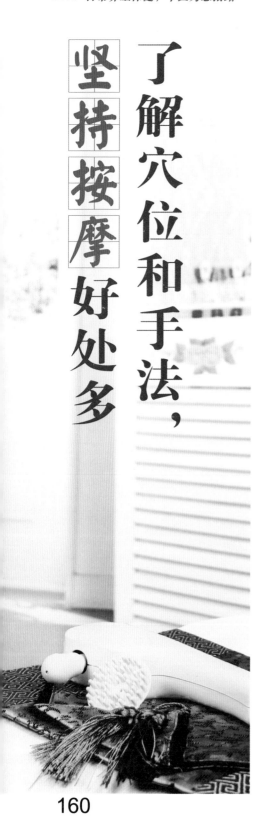

按摩的好处

按摩是以中医经络学为基础的传统保健法，适当按摩，好处多多。

缓解疼痛： 按摩可使局部及周围组织温度明显升高，局部体表出现充血红润的状态，机体内部出现一系列生理、病理反应，从而促进血液循环加快，新陈代谢改善，痛觉缓解甚至消除，局部感觉舒适惬意。

畅通经络： 按摩作用于人体后，可使局部及全身经络畅通，消除瘀阻，从而改善相应的脏腑功能，提高气血运行及水液代谢能力，从而提高人体免疫力。

放松身心： 按摩不仅能让皮肉筋骨舒适放松，还可以调节人的精神状态，使人精神愉快安逸，消除疲惫、乏力感，缓解紧张、烦躁等不良情绪，对改善失眠也非常有效。

按摩的注意事项

  按摩适应面很广，随时随地可以进行，冠心病患者也非常适合，但也有所禁忌。在开始按摩之前，先来了解一下有哪些注意事项。

❶ 要避免有大风、强光、噪声的环境，尽量做到避风、避光、避免声音刺激。

❷ 室内保持清洁卫生、空气流通，远离潮湿、闷热、污秽或缺氧环境。

❸ 冬季要保持室内温暖，以免着凉；夏季要选择凉爽之处，防止皮肤暴晒。

❹ 手指甲要修剪圆滑，保持清洁，指甲不可过长，以免损伤皮肤。

❺ 按摩处的皮肤要保持清洁，按摩前先洗去污垢和尘土，手部也要洗净，防止细菌污染。

❻ 按摩前，应先经双手摩擦生热，不宜用凉手。

❼ 皮肤有病变、破损或有囊肿时不宜按摩。痤疮发作部位不宜按摩。

❽ 洗完热水澡或泡脚以后，已经有一定的温经活络作用，此时再配合按摩，保健效果更好。

❾ 按摩时要放松心情，保持平静，不可再想其他烦心事，凡事只有"形与神俱"才能见效。

❿ 饭前、饭后2小时内不宜进行按摩。

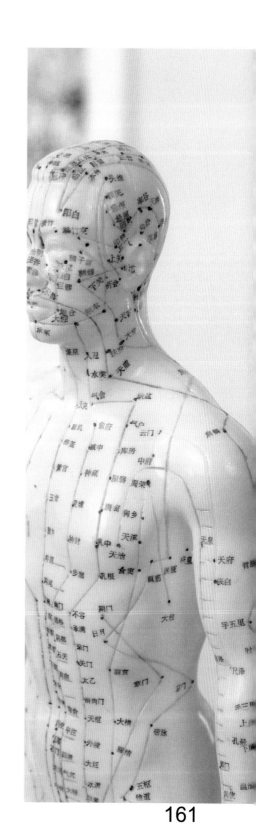

按摩的常用手法

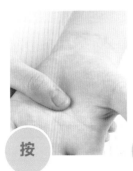

按

用手指或手掌在皮肤或穴位上有节奏地按压。中等力度，全身皆宜。

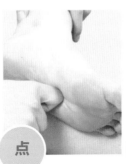

点

用单指指端或屈曲的指关节，用力按压穴位。力度要大，全身皆宜。

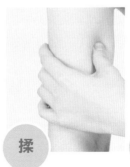

揉

用手指或手掌在皮肤或穴位上进行旋转按揉。

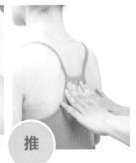

推

用手指或手掌向前、向上或向外推挤皮肤肌肉，一般为单方向直线运动。中等力度，全身皆宜。

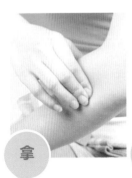

拿

用大拇指配合其他手指，拿住皮肤或肌肉，向上提起，随后又放下。中等力度，以额部、颈项、肩部、四肢为宜。

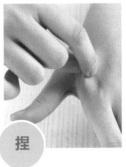

捏

用拇指和其他手指在皮肤某部位做对称性挤压。较用力为好，常用于头面、腰背、胸胁、四肢部位。

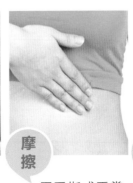

摩擦

用手指或手掌在皮肤或穴位上进行柔和的旋转运动或直线运动。全身皆宜。

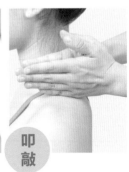

叩敲

用手指、手掌或拳有节奏地叩击身体某部位或穴位。快速有力，力度因部位而异。

162

利用红花油和风油精

在按摩时，可以先在皮肤上涂抹上一层油，一方面可以减少摩擦皮肤造成的损伤；另一方面，一些药用油具有活血化瘀的作用，按摩有利于药物渗透到体内，更好地发挥通经活络、镇痛散瘀的作用，适用于瘀血、疼痛部位及心绞痛的按摩。一般家庭都常备红花油、风油精等小药，冠心病患者在按摩时可以好好利用。

红花油

红花油对心绞痛有缓解效果。红花油是从红花、桂叶等药物中提取而成，具有活血通经、祛瘀止痛等疗效，可用于心腹诸痛、风湿骨痛、跌打损伤、扭伤、烧烫伤等。

冠心病人心绞痛发作时，在心前区涂上红花油，再加以按摩，能充分增加药力的渗透，迅速扩张血管，促进血液循环，起到缓解心绞痛的作用。

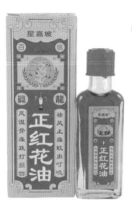

注意 红花油不可内服，也不要接触眼睛、口腔等黏膜处和皮肤溃破处。

风油精

风油精由薄荷脑、樟脑等成分构成，可清凉、止痛、祛风、止痒。一般用于蚊虫叮咬及伤风感冒引起的头痛，头晕，晕车不适等。

在冠心病心绞痛发作并引起腹痛时，可将数滴风油精滴入肚脐（神阙穴）内，再用搓热的双手捂住肚脐，轻轻按揉，可起到良好的祛寒止痛效果。此法对因受寒、过食冷饮等诱发的寒性腹痛及心绞痛有一定的缓解作用。

 注意 孕产妇不宜使用风油精。

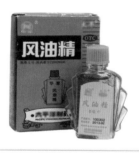

冠心病的有效按摩穴位

人体有一些能够调治冠心病、缓解心绞痛的穴位。平时对这些穴位进行按摩，对改善病情有利。在心绞痛发作时，除了服急救药，再配合一定的穴位按摩，可以暂时缓解疼痛。

膻中穴

【位置】属任脉。在体前正中线，两乳头连线中点处。

【功效】主治胸部疼痛、心悸、胸痹心痛、呼吸困难、咳嗽、呃逆、咳喘等。

【按摩法】用拇指按揉此穴，也可用掌根或指腹推擦。配内关、三阴交、巨阙等穴，可用于冠心病急性心肌梗死的治疗。

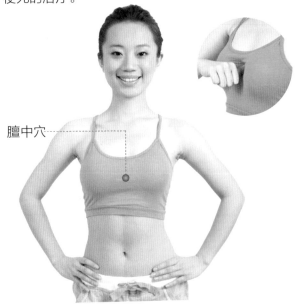

膻中穴

简易取穴法

取穴时所说的"寸"是多少呢？你可以用自己的手指为标准进行取穴。注意：一定要用本人的手指来测量才准确。

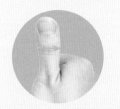

1寸：大拇指横宽为1寸。

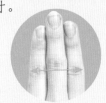

2寸：食指、中指、无名指并拢，三指横宽为2寸。

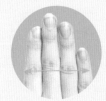

3寸：除大拇指外的四指并拢，四指横宽为3寸。

内关穴

【位置】属心包经。位于腕臂内侧，掌长肌腱与桡侧腕屈肌腱之间，腕横纹上2寸处。

【功效】宁心安神、理气止痛，现代常用于治疗心绞痛、心肌炎、心律不齐等，尤其是心痛、心悸、胸闷、胸痛等心胸病症以及上肢痹痛、偏瘫、手指麻木等局部病证，也用于失眠等神志病证。

【按摩法】当心绞痛、心律失常发作时，可用力不停地按揉此穴，每次按3分钟，间歇1分钟，能迅速止痛或调整心律。

灵道穴

【位置】属心经。位于人体的前臂掌侧，当尺侧腕屈肌腱的桡侧缘，腕横纹上1.5寸。

【功效】生发心气，防治心绞痛、癔症、肘臂痉挛疼痛。配心俞穴治心痛。

【按摩法】当心绞痛、心律失常发作时，可用力不停地点按此穴，每次点按3分钟，间歇1分钟，能迅速止痛或调整心律。多数冠心病患者左侧灵道穴有明显压痛感，平时多加按揉，可预防和减少心绞痛发作。

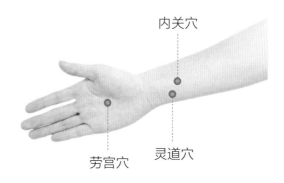

内关穴

劳宫穴   灵道穴

劳宫穴

【位置】属心包经。位于手掌心，在第2、第3掌骨之间偏于第3掌骨，握拳屈指时中指尖所在处。

【功效】清心热，泻肝火。用于心痛、心悸、口舌生疮、风火牙痛、脑卒中、昏迷、癫痫等。

【按摩法】当突发心律不齐时，用拇指、食指同时从手掌正、反两面按住劳宫穴，重力向下压，左右手交替进行，点按60~80次，心律会很快恢复正常。也可将一把牙签捆起来，扎刺劳宫穴。

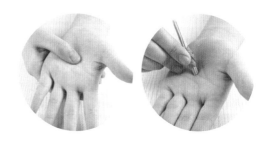

心俞穴

【位置】属膀胱经。位于背部，当第5胸椎棘突下，旁开1.5寸。

【功效】可散发心经之热，宁心安神。可治心痛、惊悸、失眠、健忘、癫痫等心与神志病变，常用于治疗冠心病、心绞痛、风湿性心脏病等。

【按摩法】当心绞痛、心律失常发作时，可用力不停地点按此穴，每次点按3分钟，间歇1分钟，能迅速止痛或调整心律。配巨阙穴主治心痛。

至阳穴

【位置】属督脉。位于后正中线，当第7胸椎棘突下凹陷处。

【功效】至阳穴是人体阳气至盛之处，可补益阳气，用于心绞痛、躁烦、腰背疼痛、胸胁胀痛、脊强、头痛、失眠等。

【按摩法】当心绞痛发生时，立即用拇指点按揉压至阳穴，持续3分钟以上，可缓解疼痛。平时经常按揉此穴，可预防心绞痛再次发作。

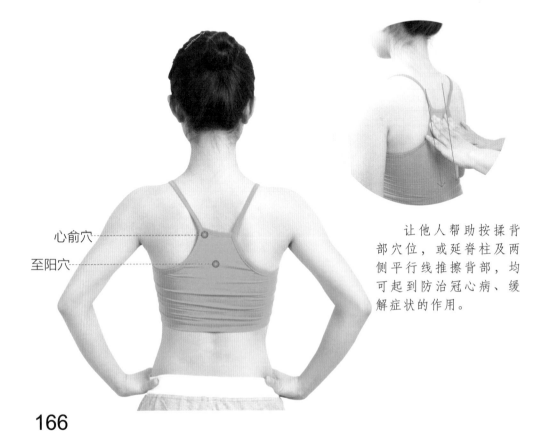

心俞穴

至阳穴

让他人帮助按揉背部穴位，或延脊柱及两侧平行线推擦背部，均可起到防治冠心病、缓解症状的作用。

166

按摩心经、心包经

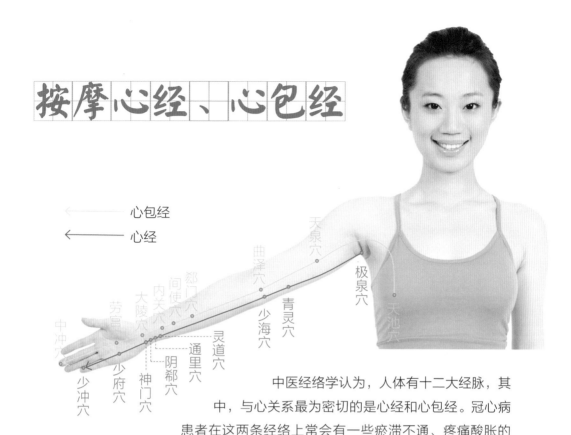

← 心包经
← 心经

天泉穴
曲泽穴
极泉穴
郄门穴
间使穴
内关穴
大陵穴
劳宫
中冲穴
青灵穴
少海穴
天池穴
灵道穴
通里穴
阴郄穴
神门穴
少府穴
少冲穴

中医经络学认为，人体有十二大经脉，其中，与心关系最为密切的是心经和心包经。冠心病患者在这两条经络上常会有一些瘀滞不通、疼痛酸胀的结点，经常按摩、拍揉这两条经络，对于痛点重点按揉，可起到疏通经络、减轻病痛的作用，对防治心血管系统疾病、改善冠心病症状很有益处。

心经（手少阴心经）

【经络走向】从腋窝下的极泉穴，沿手臂内侧走向手指，止于小指的少冲穴。左右各9穴。

【主治功效】主治胸、心、循环系统病症、神经精神系统病症以及经脉循行所过部位的病症。如冠心病、心绞痛、心动过缓或过速、心肌缺血、心悸、失眠及上肢内侧后缘疼痛等。

【按摩法】顺着经络走向按揉、拍打。

心包经（手厥阴心包经）

【经络走向】从胸部乳头外侧的天池穴，沿手臂内侧走向手指，止于中指末端的中冲穴。左右各9穴。

【主治功效】主治心血管疾病、胃病、胸部疾病、神经系统疾病。如胸胁胀闷、心痛、心烦、咳嗽、气喘、腋下肿痛、肘臂屈伸困难等。

【按摩法】顺着经络走向按揉、拍打。

宣畅心胸的胸腹按摩法

胸腹按摩的重点在心前区，也是冠心病发病疼痛的区域。对这一部位的按摩效果非常直接、明显，冠心病患者无论是否发病，坚持每天按摩，对调整改善心胸的气血循环状态都是有好处的。

【按摩法】

❶ 身体站立或平卧，先用右手掌跟在心脏右侧体表区轻揉100次，左手掌心在心脏左侧和下侧体表区各轻揉100次。

❷ 再用右手掌从右乳根部向上推到左侧肩井穴30次，左手掌从左乳根部向上推到右侧肩井穴30次。

❸ 用右手掌从右乳根部向下推到左腹下方30次，再用左手掌从左乳根部向下推到右腹下方30次。

【功效】 宽胸顺气，化瘀止痛。可缓解胸闷不畅、胸胁胀满、心腹疼痛、心绞痛等。心胸疼痛时按摩可减轻疼痛，平时按摩可舒畅心胸，活化气血，减少心绞痛的发生。

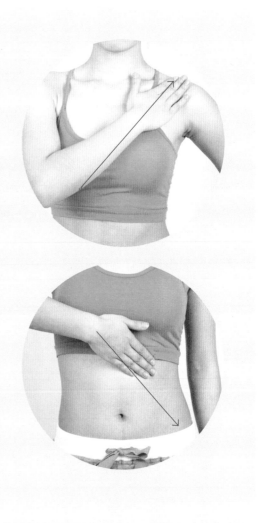

养心益肾的足底按摩法

足部为人之根，被称为人体的"第二心脏"。但足部离心脏最远，又处于人体的最低位置，容易有血液循环差的问题，进而影响全身的血液循环。每天晚上用热水泡脚后，自我按摩一会儿足底，是冠心病患者的保健良方。

足底心区为心脏在足底的反射区域，适当按摩可起到强心作用。

注意 只有左脚足底有心区，右脚底没有。

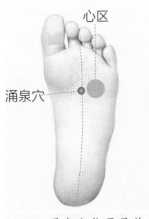

心区

涌泉穴

涌泉穴位于足前部凹陷处第2、第3趾趾缝纹头端与足跟连线的前1/3处。

此穴是肾经的首穴，有补肾宁心的作用，为日常保健的重要穴位。

推搓涌泉穴俗称"搓脚心"，是我国流传已久的养生保健法。推搓涌泉穴能防治很多疾病，尤其能防衰抗老、强健腰腿。

冠心病在一定程度上是一种老化性疾病，是由血管的"老化"造成的，而搓脚心起到补益肾气的作用，肾气是人体的元气，元气充盈则一切老化现象都会有所减慢，心血管的老化自然也会相应减轻。

【按摩法】

❶ 用掌心快速搓脚心涌泉穴区域，直到发热发烫。掌心的劳宫穴是心包经穴位，以掌心搓脚心，可以使心肾相交，改善失眠、心悸等状况。

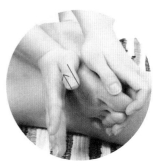

❷ 用拇指或按摩棒按揉足底心区。

❸ 用右手握住左脚脚趾，左右上下摇晃50次，以刺激脚趾根部的穴位。

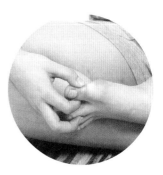

简易健身操，让血管更通畅

甩臂捶胸操

甩臂可以将气血灌注于手臂、手掌、手指，达到畅通全手经络气脉的作用。由于心经、心包经贯穿整个手臂，所以，甩手臂对心血管系统的健康有特殊作用。

捶胸有助于打通胸部经络，使郁结在胸中的郁气散发出去，对冠心病患者十分有益。

甩臂捶胸操还有助于增强双腿及腰背部力量，全身肌肉、组织都参与了活动，经常练习，使人心胸舒畅、神清气爽、肌肉结实、腰腿有力、心肺功能均能加强。

注意

做甩臂捶胸操时要根据自己的身体情况，控制好力度。

重力甩的好处是运动的效果大，但隔天肩膀会酸痛，过几天才会习惯，体力不佳者不宜。

轻甩的好处是做起来轻松，但必须甩的时间长一点，才会有效果。

【步骤】

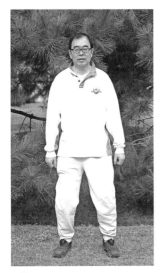

① 双脚分开，略宽于肩，上身稍微前倾，双腿微屈。

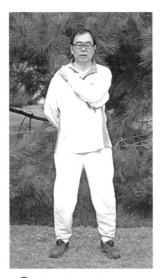

② 双手握空拳，左右手甩臂，轮番向上捶打左右肩膀的肩井穴，向下、向后捶打后背，各50次。

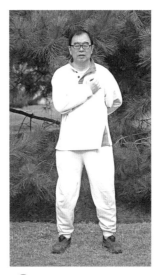

③ 然后左右手甩臂，轮番向上捶打胸部（乳根上方），向下、向后捶打腰部，各50次。

颤抖功

颤抖功能增强人体肌肉活动力及各关节的功能，并通过这样的全身整体活动，起到疏通经络、排出体内寒湿之气的作用，有利于促进气血循环，增强体质。

【步骤】

双脚分开站立，与肩同宽，双腿微屈，两手抱腹，或下垂握空拳，全身放松，两眼微闭。

上身随膝关节一伸一屈有节奏地颤抖200次或持续15分钟左右，至全身微微出汗即可。

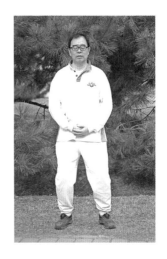

如果没有出现手心发热或发麻，牙齿没有自然磕碰，说明没有完全放松。

下蹲操

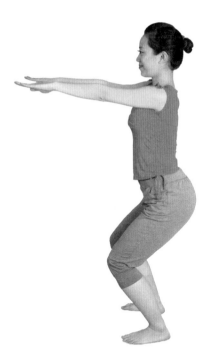

下蹲操不仅能强壮腰腿部的肌肉，使关节、筋腱都得到锻炼，还对心脏有益。

下蹲时，双腿肌肉运动会加快腿部静脉血液回流，站起来时，双腿肌肉放松，动脉血又快速流入原来被挤压的下肢血管里。这样一蹲一起、肌肉一紧一松，就像给血管做体操，使之更柔韧、有弹性，有利于气血流畅，减轻心脏的负担，减少冠心病和脑卒中的发病率。下蹲运动还可缓解动脉硬化、降低血脂、消耗脂肪、促进代谢，因此，它也是一项很好的减肥方式，特别有利于腰部、臀部和腹部减肥。

都说"人老先老腿"，下肢血脉通畅，筋脉得到濡养，全身都会保持年轻状态，走路更稳、更快、更轻松。

【步骤】

❶ 两腿分开站稳，略比肩宽，挺胸收腹，双眼平视，自然站立。

❷ 双臂前伸，松腰、屈膝，慢慢下蹲，上身尽量保持平直，停留10秒钟左右。

❸ 两手收回，叉腰缓慢起身。若体力较弱，可将双手按于膝盖上，借助手臂力量缓慢起身。

 注意

动作频率、做多少次因人而异，量力而行即可，以感觉自然、不吃力为度。

下蹲要循序渐进，不要动作过猛、急于求成，以免出现头晕眼花、站立不稳等身体不适。

年龄大的人下蹲时，最好不要深蹲，膝关节弯曲的角度不要小于60度，否则起身时容易头晕眼花。

患有高血压、严重心脏病、糖尿病及关节有问题者，不宜做下蹲动作，更不宜深蹲。

转舌操

中医认为舌为心之苗，心开窍于舌，所以，舌和心有着密切的关系。又因为心藏神，脑也属心藏神的范围，所以心脑系统的疾病都常常表现为舌头的麻木、僵直等异常状态。

因此，有冠心病、脑供血不良、脑梗死、脑痴呆的患者，除正规治疗外，也可以让舌头做做操，以防舌麻和舌体不灵活。通过做舌操，也可促进心脑的血液循环，使病情得到缓解。

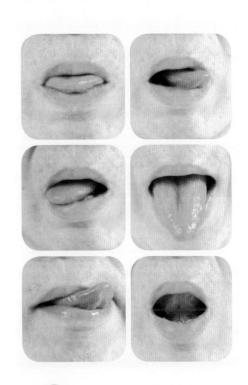

【步骤】

❶ 或坐或卧，闭目调息，全身放松。

❷ 把舌头伸出又缩回，反复做30次。

❸ 然后把舌体向左右口角来回摆动30次。

❹ 把舌头尽量向下伸长，再向上伸长。

❺ 再把舌尖顶在口腔顶部，并向上顶，再伸平30次。

❻ 再让舌头在口腔内做几次顺时针、逆时针搅拌。如把舌头搅拌产生的津液徐徐咽下，效果更好。

❼ 练习快速说话，如快速从1数到100，可以增强舌头的灵活性。

注意 冠心病患者易生舌病，如反复发作的口腔溃疡、扁平苔癣等，严重影响进食，进而加重冠心病患者气血虚弱的状况，因此，发生舌病一定要及时治疗。

拍手操

拍手是最简单的保健法。手上有数百个穴位，尤其是心经和心包经的经络末端都集中在手部。拍手时可振荡气脉，促进全身的经络循环，且能将人体内的阴寒浊气从手指尖排出。经常做拍手操，能改善冠心病、心悸、心律不齐等病症，还适合手脚冰凉、健忘眼花、精神抑郁者。

【步骤】

❶ 将双手十指张开，手掌对手掌，用力反复拍击，用较大力量来拍手，使之发出较响的声音。

❷ 以右手掌的左侧拍左手掌的右侧，以右手掌的右侧拍左手掌的左侧。

❸ 以左手掌的上部拍右手掌的下部，以左手掌的下部拍右手掌的上部。

❹ 一手的手掌拍另一手的手背。

❺ 双手手背互拍。

❻ 左右手虎口互拍。

注意

必须用力拍才有效，有些痛感效果才好。可坐着拍、站着拍、边走边拍、原地踏步拍等。

拍手操声音较大，室外的话最好选择空旷人少处做，否则易引起他人不满。

老年人体弱而腿脚乏力，进行"拍手疗法"时，最好一面走一面拍，或一面拍一面踏步，若只是坐着拍手，而两脚不动，气血灌注两手过多，双脚将更加无力。

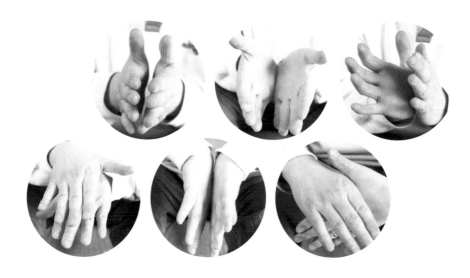

手指操

手指操随时随地可做，如看电视、徒手步行、等车、乘车时都可做，是真正不受任何限制、不限体力的活动。长期坚持做手指操，不但对防治冠心病有益，对增强大脑的功能、预防中风等脑血管病也会收到良效。

【步骤】

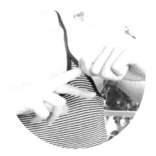

❶ 用拇指和食指向外抻拉另一手的十指，一根一根地拉，每根10次，力度适中。

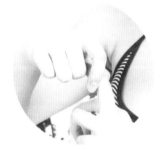

❷ 分别揉捏十个手指及指关节各个侧面，力度以感觉微痛为宜。两手交替进行。

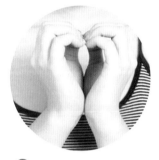

❸ 双手相对，五指稍弯曲，相对敲打手指尖，进行20次。

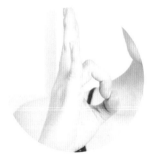

❹ 食指、中指、无名指和小指分别与大拇指捏拢成圆圈，其余手指尽量伸直。保持3秒钟，连续做10次。再换手做。

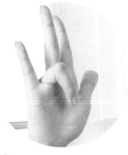

❺ 每个手指分别尽可能伸向掌心处，其余手指尽量伸直。保持3秒钟，连续做10次。再换手做。

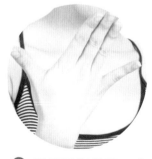

❻ 双手手指伸直，食指、中指、无名指使劲并拢，拇指和小指则尽量向外分离，保持3秒钟后并拢，重复5次。再换手做。

灸疗冠心病，简单有效的自然疗法

驱寒、活血、通络，艾灸最拿手

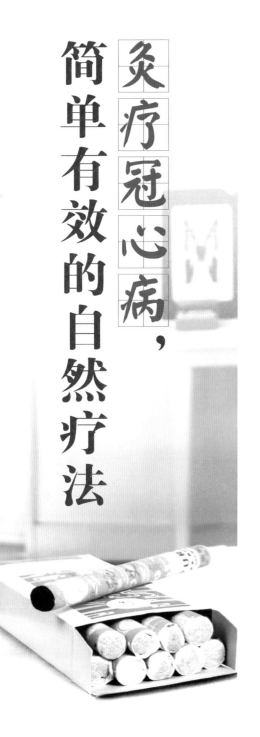

艾灸是温灸法的一种，它是用易燃的艾绒在体表经穴或患病部位直接或间接地施以适当温热刺激，通过经络的传导，起到温通气血、扶正祛邪的作用。

艾灸的原料是艾。艾是一种菊科多年生草本药用植物，其茎、叶都含有挥发性芳香油。中医以艾叶入药，常用于温经止血、祛除寒湿。现代医学研究也证实，艾叶有抗病毒、抗过敏、抗凝血、增强免疫、护肝利胆、镇静、降压等广泛的药理作用。艾长于山阳，是一种纯阳植物，再加上艾灸火力的物理作用，是补充人体阳气的最佳天然材料。

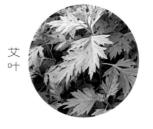

艾叶

艾灸善补阳气

艾灸最大的优势是通经活络、散寒祛湿。寒湿等病邪侵犯人体后，往往会闭阻经络，导致疾病的发生。艾灸借助其温热肌肤的作用，温暖肌肤经脉，活血通络，以治疗寒凝血滞、经络痹阻所引起的各种病症。

气血的运行遵循"遇寒则凝，得温则行"的规律。故一切气血凝滞的疾病均可用温灸来治疗。

此外，艾灸同其他经络保健法一样，还具有消肿散结、提高人体免疫力、改善亚健康状态的作用。刮痧、拔罐偏重"泻"，而艾灸偏重"补"。纯阳的艾草，加上火的热力，渗入阳气，驱出阴邪，所以，艾灸疗法对阳气不足及湿寒之证特别有效。

艾灸适合的冠心病类型

艾灸用于治疗冠心病有很好的疗效。这是由于热疗加艾草的药力作用，可以活血化瘀，舒筋通络，使黏滞在血管壁上的杂质通过艾灸而逐渐减轻，从而能起到软化血管、畅通血脉的效果。

但艾灸并非适合所有的冠心病患者，因其补阳气的作用明显，所以主要适用于气阴两虚、心阳虚脱、寒滞心脉、心脉瘀阻等冠心病证型，而痰热扰心的证型并不适合，盲目艾灸，反而火上浇油，起了反作用。所以，在艾灸前，先要判断好自己是否适合。

✔ 气阴两虚、心阳虚脱、寒滞心脉、心脉瘀阻型冠心病

✘ 痰热扰心型冠心病

艾灸的常用手法

艾灸的方法主要有艾炷灸、艾条灸等。传统主要应用的是艾炷瘢痕灸，即将艾绒堆捏成艾炷，直接放在穴位上燃烧，这样很容易出现疼痛、灸疮和疤痕。现在多用艾条直接悬灸或用温灸盒间接施灸，比较容易被现代人所接受。

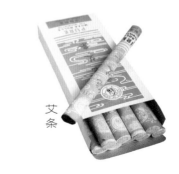

艾条

温灸盒一般是竹制的，按其孔数可分为单孔、双孔、三孔、六孔等，可以插入一支或多支艾条，有捆绑绳可以固定在身上，需要长期艾灸治疗者可以选择使用。

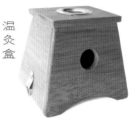

温灸盒

家庭常用的艾条悬灸法

这里我们重点介绍艾条悬灸法，这是最简单方便、不需要其他任何设备器材、也最适合家庭使用的艾灸法。一般家庭艾灸不必时间太长，也不必取穴太多，还是要以快捷简易为原则。

艾条是用艾绒制成的，呈圆柱状。悬灸就是将点燃的艾条悬于施灸部位上的一种灸法。一般艾火距皮肤约3厘米，灸10~20分钟即可，最多不超过30分钟，可使皮肤有温热感而不至于烧伤皮肤，以局部皮肤出现红晕为度。

悬灸操作时，又分为温和灸、回旋灸、雀啄灸3种方法。其中，温和灸和回旋灸多用于保健和治疗慢性病，雀啄灸多用于较急的病症。

艾条的价格相对便宜，一根只要几元钱，在普通的药店都可买到。所以说，艾灸是相对实惠的保健法。

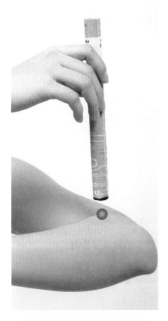 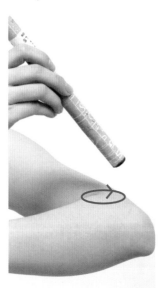 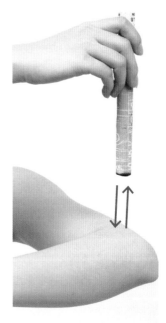

温和灸：

❶ 手持艾卷中段，如执笔状，将下方的一端点燃，然后吹灭明火。

❷ 将此端对准穴位，悬置于其上方，与皮肤相距1.5~3厘米处熏灼，可根据热感调整距离，保持10~15分钟，直至局部皮肤发红为止。

回旋灸：

❶ 手持艾卷中段，如执笔状，将下方的一端点燃，然后吹灭明火。

❷ 艾条点燃的一端与施术部位的皮肤虽然保持一定的距离，但不固定，而是向左右方向来回移动或反复旋转地进行。一般灸10~20分钟，直至局部皮肤发红为止。

雀啄灸：

❶ 手持艾卷中段，如执笔状，将下方的一端点燃，然后吹灭明火。

❷ 艾条点燃的一端与施术部位的皮肤并不固定在一定距离，而是像鸟雀啄食一样，一上一下地施灸。一般灸10~15分钟，直至局部皮肤发红为止。

隔物灸

隔物灸是在皮肤和艾炷之间隔上某种物品而施灸的一种方法，又称"间隔灸"。作为间隔的物品通常有姜、盐、蒜、药物等。

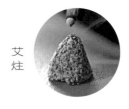

艾炷

隔姜灸

将姜切成硬币厚薄的片，放在准备艾灸处，姜片上放上艾绒捏成的艾炷，点燃艾炷，通过热度的传递，将生姜汁中的成分渗入皮肤。常用于因寒而致的呕吐、腹痛以及风寒痹痛，有温胃止呕、散寒止痛的作用。

艾条、艾炷、艾绒本质上没有什么区别。艾绒是原料，将艾绒捏成锥体便制成艾炷，用棉纸卷好以后就成了艾条。

隔盐灸

将干燥的食盐（以青盐为佳）填敷于脐部施灸，或在盐上再置一薄姜片，上置艾炷施灸，直至盐全部融化。隔盐灸多用于治疗受寒引发的病症，以及吐泻并作、中风脱症等。

身体哪些部位适合经常艾灸

头面部穴位有些可以用艾条温和灸，有些是禁灸的。如果自己掌握不好，容易烫伤，留下疤痕，所以不建议自己在家中随意艾灸头面部穴位，还是请专业医生来进行。

比较适合艾灸的部位有肩背部、胸腹部、腰部、四肢、手足等。

经常用于艾灸的穴位有：肩井、曲池、合谷、中脘、神阙、气海、关元、心俞、至阳、腰阳关、命门、足三里、三阴交、涌泉等保健穴。

对于经常手脚冰凉、身体有冷痛处的人来说，在冷痛处艾灸有很好的温阳止痛作用。

艾灸的注意事项

① 艾灸后，不要马上用冷水洗手或洗澡。要避免着凉，秋冬季等穿戴整齐、头上和身上的汗退去后，再出门。

② 艾灸后，要喝较平常多量的温开水（不要喝冷水或冰水），以帮助排毒。

③ 饭后1小时内不宜艾灸。

④ 孕妇一般禁止艾灸。

⑤ 糖尿病、结核病、出血性脑血管疾病、吐血、咯血、肿瘤晚期患者均禁灸。

⑥ 脉搏每分钟超过90次以上，或情绪不稳定时禁灸。

⑦ 过饥、过饱、酒醉、极度疲劳时禁灸。

⑧ 身体有红肿发炎的部位或皮肤溃疡处禁灸。

⑨ 有动脉及其他大血管的部位不宜艾灸。

冠心病常用艾灸穴位

对于冠心病患者，一般采用温和灸的方法，每次取2~3个穴位，可温通经络、宽胸止痛，能够有效减少及缓解冠心病心绞痛的发作。

心俞穴

【位置】位于背部，当第5胸椎棘突下，后正中线旁开1.5寸。

【功效】理气宁心。

【施灸法】采用温和灸的方法。冠心病患者俯卧在床上，施灸者手执点燃的艾条，对准穴位，距皮肤1.5~3厘米，以患者感到穴位处温热、舒适为度。

【施灸时间】每次灸10~15分钟，每天灸1次。

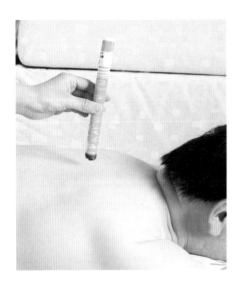

内关穴

【位置】位于腕臂内侧，腕横纹上2寸，掌长肌腱与桡侧腕屈肌腱之间。

【功效】宁心安神、理气止痛。

【施灸法】采用温和灸的方法。冠心病患者可自己操作。取坐姿，手执点燃的艾条，对准手臂内侧的内关穴，距皮肤1.5~3厘米施灸，以感到穴位处温热、舒适为度。

【施灸时间】每次灸10~15分钟，每天灸2~3次。

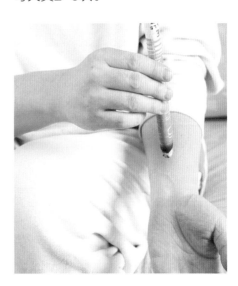

膻中穴

【位置】位于体前正中线，两乳头连线中点。

【功效】宽胸理气，活血通络，舒畅心胸。

【施灸法】采用回旋灸的方法。冠心病患者仰卧在床上，施灸者手执点燃的艾条，对准穴位，距皮肤1.5~3厘米，左右方向来回移动或反复旋转地施灸，以患者感到穴位处温热、舒适为度。

【施灸时间】每次灸3~7分钟，至皮肤产生红晕为止。每天灸1次。

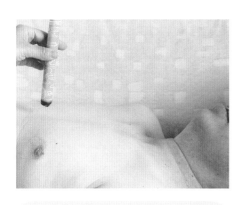

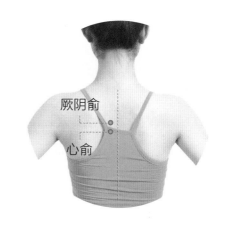

厥阴俞

心俞

厥阴俞穴

【位置】位于背部，第4胸椎棘突下，后正中线旁开1.5寸。

【功效】理气止痛。

【施灸法】采用温和灸的方法。冠心病患者俯卧在床上，施灸者手执点燃的艾条，对准穴位，距皮肤1.5~3厘米，以患者感到穴位处温热、舒适为度。

【施灸时间】每次灸10~15分钟，每天灸1次。

注意 除了膻中、神阙这样位于人体正中线上的穴位外，其他穴位均为对称的左右两个，记得要左右两侧都施灸。

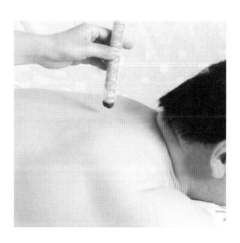

183

辨证添加艾灸穴位

如果冠心病还有一些明显的不适症状，可以辨证添加艾灸穴位，这样针对性更强，缓解不适的效果也更显著。

 症状 体虚，气喘，浑身无力，四肢酸软。

关元穴

【位置】位于人体前正中线，肚脐正下方3寸（四横指宽）。

【功效】养肾固本，补气回阳。

【施灸法】采用回旋灸的方法。患者仰卧在床上，施灸者手执点燃的艾条，对准穴位，距皮肤 1.5~3 厘米，左右方向来回移动或反复旋转地施灸，以患者感到穴位处温热、舒适为度。

【施灸时间】每次灸15~20分钟，每天灸1次。

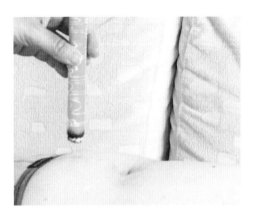

足三里穴

【位置】位于外膝眼下 3 寸（四横指宽）处，胫骨前嵴外一横指（中指）。

【功效】健脾益胃，补养气血。

【施灸法】采用回旋灸的方法。患者可自己操作。取坐姿，手执点燃的艾条对准穴位，距皮肤 1.5~3 厘米施灸，左右方向来回移动或反复旋转地施灸，以患者感到穴位处温热、舒适为度。

【施灸时间】每次灸 15~20 分钟，每天灸 1 次。

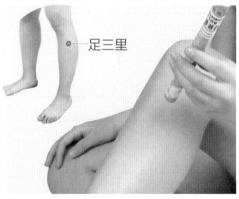

足三里

体寒，怕冷。

神阙穴

【位置】位于人体前部，肚脐的正中。

【功效】温经祛寒，调理气血。

【施灸法】采用回旋灸的方法。患者仰卧在床上，施灸者手执点燃的艾条，对准穴位，距皮肤 1.5~3 厘米，左右方向来回移动或反复旋转地施灸，以患者感到穴位处温热、舒适为度。

【施灸时间】每次灸 15 分钟，每天灸 1 次。

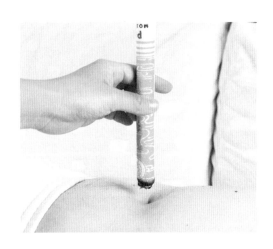

症状 口唇青紫，手指尖青紫。

巨阙穴

【位置】位于人体上腹部前正中线，肚脐上 6 寸处（可找到左右肋弓连线的交点，向下 2 横指宽处取穴）。

【功效】通经活络。

【施灸法】采用温和灸的方法。患者仰卧在床上，施灸者手执点燃的艾条，对准穴位，距皮肤 1.5~3 厘米，以患者感到穴位处温热、舒适为度。

【施灸时间】每次灸 10~15 分钟，每天灸 2~3 次。

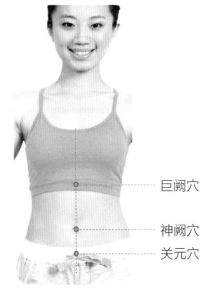

巨阙穴

神阙穴
关元穴

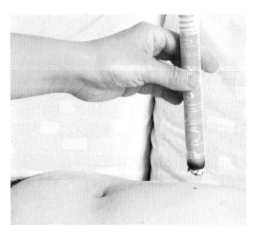

185

附录

附录1 常见动物性食物的脂肪含量表

鱼类脂肪的含量及脂肪酸组成比较

（单位：克，以100克可食部计算）

名称	脂肪	饱和脂肪酸	单不饱和脂肪酸	多不饱和脂肪酸
鲤鱼	4.1	0.8	1.3	0.6
青鱼	4.2	1.5	1.3	0.4
银鱼	4.0	1.0	1.1	1.5
鲢鱼	3.6	0.8	1.0	0.5
鲫鱼	2.7	0.5	0.8	0.5
海鳗	5.0	1.2	1.4	0.8
黄鱼	2.5	0.7	0.7	0.3
沙丁鱼	1.1	0.3	0.2	0.3
鲈鱼	3.4	0.8	0.8	0.6
鲐鱼	7.4	2.2	1.7	1.3
鲑鱼	7.8	2.0	4.3	0.7
鲳鱼	7.3	2.1	2.3	0.5
对虾	0.8	0.2	0.1	0.2

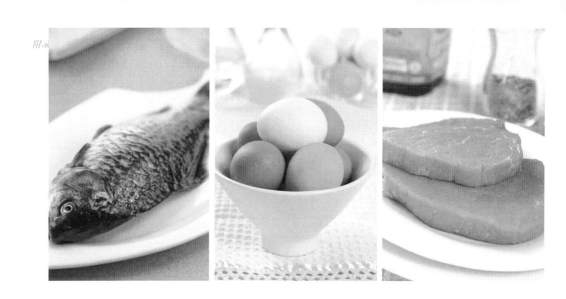

禽类脂肪的含量及脂肪酸组成比较

（单位：克，以100克可食部计算）

名称	脂肪	饱和脂肪酸	单不饱和脂肪酸	多不饱和脂肪酸
鸡	9.4	3.1	3.7	2.2
鸭	19.7	5.6	9.3	3.6
鹅	19.9	5.5	10.2	3.1
鸽	14.2	3.3	8.3	1.8
鹌鹑	3.1	1.1	1.0	0.8
鸡肝	4.8	1.7	1.1	0.6
鸡心	11.8	2.7	4.0	2.7
鸭皮	50.2	14.9	27.7	4.7
鸭肝	7.5	2.8	2.0	0.8
鸭心	8.9	2.2	3.7	1.1
鹅肝	3.4	1.6	0.5	0.3

蛋类脂肪的含量及脂肪酸组成比较

（单位：克，以100克可食部计算）

名称	脂肪	饱和脂肪酸	单不饱和脂肪酸	多不饱和脂肪酸
鸡蛋（白皮）	9.0	2.7	3.4	1.2
鸭蛋	13.0	3.8	5.6	1.1
鸭蛋黄	33.8	7.8	16.0	2.1
松花蛋	10.7	2.8	5.0	1.2
咸鸭蛋	12.7	3.7	5.4	1.1
鹌鹑蛋	11.1	4.1	4.1	1.0

畜类脂肪的含量及脂肪酸组成比较

（单位：克，以100克可食部计算）

名称	脂肪	饱和脂肪酸	单不饱和脂肪酸	多不饱和脂肪酸
猪肉（后臀尖）	30.8	10.8	13.4	3.6
牛肉（均值）	4.2	2.0	1.7	0.2
羊肉（均值）	14.1	6.2	4.9	1.8
驴肉（瘦）	3.2	1.2	1.1	0.6

数据来源：《中国居民膳食指南》（2011年全新修订版）

附录2 常见动物性食物的胆固醇含量表

（单位：毫克，以100克可食部计算）

食物名称	胆固醇含量	食物名称	胆固醇含量
猪肉（肥瘦）	80	鸡肝	356
猪肉（肥）	109	鸭肝	341
猪肉（瘦）	81	鹅肝	285
牛肉（肥瘦）	84	鸡蛋	585
牛肉（瘦）	58	鸡蛋黄	1510
羊肉（肥瘦）	92	鸭蛋	565
羊肉（瘦）	60	咸鸭蛋	647
猪肝	288	鲤鱼	84
牛肝	297	青鱼	108
猪脑	2571	海鳗	71
牛脑	2447	带鱼	76
猪肾	354	对虾	193
鸡（均值）	106	海蟹	125
鸭（均值）	94	赤贝	144
鹅	74	乌贼	268

数据来源：《中国居民膳食指南》（2011年全新修订版）

冠心病患者自制急救卡片

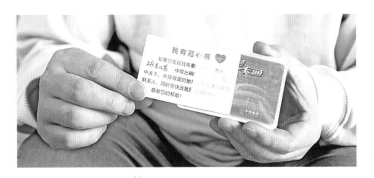

请沿外框虚线剪下✂，从中实线对折，详细填写急救卡片的正反两面，插在随身卡包中。急救卡最好随身携带，它可能会在危急时刻救你一命！（急救卡填写范例详见本书第97页）

我有冠心病

如果您发现我有意外情况，请从 ＿＿＿＿
＿＿＿＿＿＿＿中取出硝酸甘油，放入我口中舌下，并按背面的地址和电话通知紧急联系人，同时尽快送我到医院抢救。

感谢您的帮助！

姓名：　　　电话：　　　血型：

家庭住址：

紧急联系人：

联系电话：

图书在版编目（CIP）数据

这本书能让你软化血管 / 余瀛鳌，采薇主编. —北京：中国轻工业出版社，2019.2

ISBN 978-7-5184-0359-2

Ⅰ．①这… Ⅱ．①余… ②采… Ⅲ．①动脉硬化—防治Ⅳ.①R543.5

中国版本图书馆CIP数据核字(2015)第081869号

责任编辑：舒秀明　　　责任终审：李　洁
封面设计：奥视创意　版式设计：采　薇　责任监印：张京华
出版发行：中国轻工业出版社（北京东长安街6号，邮编：100740）
印　　　刷：北京博海升彩色印刷有限公司
经　　　销：各地新华书店
版　　　次：2019 年 2 月第 1 版第 5 次印刷
开　　　本：720×1000 1/16 印张：12
字　　　数：105千字
书　　　号：ISBN 978-7-5184-0359-2 定价：39.80元
邮购电话：010-65241695
发行电话：010-85119835 传真：85113293
网　　　址：http://www.chlip.com.cn
Email：club@chlip.com.cn
如发现图书残缺请直接与我社邮购联系调换
181469S2C105ZBW